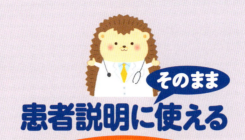

そのまま
患者説明に使える

不安なパパ・ママにイラストでやさしく解説

こどもの
潰瘍性大腸炎・
クローン病と治療

炎症性腸疾患(IBD)のことがよくわかる

大阪急性期・総合医療センター 臨床研究支援センター センター長
田尻 仁
編著

MC メディカ出版

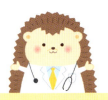

はじめに

- このたび、関係者の皆さまのご協力のおかげで本書を刊行する運びとなりました。まずご多忙な中、執筆をお引き受けいただいた共著者の方々に御礼申し上げます。

- 本書では、読みやすい文章に加えて理解を深めるためにイラストを活用しており、投薬、手術などの医療の面から日常生活、助成制度まで幅広い内容を取り上げています。炎症性腸疾患（IBD）のお子さんのケアに当たる医師、看護師、栄養士、ケースワーカーなどの方々に必ずやお役に立つものと思います。また、患者さんが病気について正しい知識を得る目的においても有用な解説書であり、お子さんとそのご家族の方に本書が少しでもお役に立つように願っています。

- IBDのお子さんをおもちのご両親は、さまざまな不安を抱えてお過ごしかと存じます。とくにお母さんの中には、自責の念でつらい思いをされている方もいらっしゃるかもしれません。そんな時、本書を読んでいただくことで、少しでも疑問が晴れ、不安が軽くなって、自信をもって病気のわが子に寄り添って毎日を過ごしていただければ幸いです。IBDは根気よく治療に取り組む必要がある病気であり、家族をはじめとして周りの人たちの理解が必要です。幸い医療の進歩によって現在ではほとんどの子どもたちが再発せずに全く普通の生活を送れるようになっていますが、まだ治るまでには至っていませんので、定期的な通院や毎日の服薬が必要であることは変わりません。

- この本を計画するにあたり、患者さんやそのご家族の交流を支援するボランティアの会において、ご家族の不安や悩みに向かい合ってきた小児医療関係の方を中心に執筆をお願いしました。またこの本の刊行にあたり、丁寧な編集や校正を行いながら、筆が止まりがちな私たちをたゆまず励まして校了まで導いてくださったメディカ出版の鈴木陽子さんに心から御礼申し上げます。

2017年7月3日

田尻 仁

もくじ

はじめに……3

1章 潰瘍性大腸炎・クローン病ってどんな病気? ——— 6

からだに栄養をとりこむはたらきをする消化管が悪くなる病気について説明します。

1. 消化器のつくりとはたらき……6
2. 潰瘍性大腸炎ってどんな病気?……7
3. クローン病ってどんな病気?……11

2章 こどもの潰瘍性大腸炎・クローン病の検査と治療 ——— 15

潰瘍性大腸炎・クローン病ではどんな検査・治療をするのか説明します。

1. 診断・治療のためにどんな検査が必要なの?……15
2. 潰瘍性大腸炎・クローン病ではどんな治療をするの?……26

3章 薬物療法 ——— 31

潰瘍性大腸炎・クローン病の治療に使う薬について説明します。

1. 治療の基本となる考え方……31
2. どんな薬があるの?……32
3. 薬物療法にはどんな副作用があるの?……36

4章 栄養・食事療法 ——— 38

栄養・食事療法の大切なポイントについて、説明します。

1. 栄養・食事療法はなんのためにするの?……38
2. 炎症性腸疾患の栄養・食事療法の位置づけ……39
3. 炎症性腸疾患の栄養・食事療法のポイント……40

5章 手術療法 ——— 55

どんな場合に手術が必要か、手術前から手術後までの流れなどについて説明します。

- ❶ どんな場合に手術になるの？……55
- ❷ 手術を受ける場合の流れ……60
- ❸ どんな手術をするの？……65
- ❹ 手術にはどんな合併症があるの？……71
- ❺ ストーマをつけた場合の生活……73

6章 入院から退院までの流れ ——— 77

どんな時に入院が必要か、入院中はどんなふうにすごすのか、説明します。

- ❶ どんな時に入院するの？……77
- ❷ 入院中はどんなふうにすごすの？……79
- ❸ 退院にむけての準備……83

7章 病気とうまくつきあう生活 ——— 85

病気とうまくつきあうために大切なことについて、説明します。

- ❶ きちんと薬を飲むことが大切……85
- ❷ 大切な定期受診……86
- ❸ 日常生活で気をつけたいこと……87
- ❹ 学校生活で気をつけたいこと……88
- ❺ 保護者が心がけたいこと……90

8章 助成制度・支援 ——— 93

病気の患者さんをサポートするためにどんな助成制度・支援があるのか説明します。

- ❶ 特定医療費（指定難病）の支給申請……93
- ❷ 患者会やネットワーク……94

さくいん……97　　編集・執筆者一覧……101　　編著者紹介……103

1章 潰瘍性大腸炎・クローン病ってどんな病気？

潰瘍性大腸炎とクローン病は、からだに栄養をとりこむはたらきをする消化管が、悪くなる病気です。

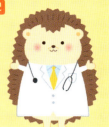

1 消化器のつくりとはたらき

　私たちは食べ物を食べ、飲み物を飲むことで、生命を保つために必要なエネルギーやからだをつくるために必要な原料を得ています。食べ物や水分を体内にとりこみ、細かくしたりどろどろにして栄養として吸収できるかたちにして（消化）、吸収し、最終的には不要なものをからだの外に出す（排泄）までの役割を行う内臓を、消化器といいます。

　消化器には、消化管、肝臓、胆嚢、膵臓などが含まれます。肝臓と膵臓は、消化管における消化・吸収を促します。

　消化管は、食物や水分の通り道となります。口の中（口腔）にはじまり、のど（咽頭）、食道、胃、小腸、大腸、肛門までを指し、全長は約6mです。食物はまず胃と小腸で消化・吸収され、栄養素が吸収された残りの流動状の内容物が大腸で糞便となり、排泄されます。大腸は、食べたものを運んだり、吸収したりする消化管の一部で、小腸から続く長さ約1.5mの管状の臓器です。

消化器のつくり

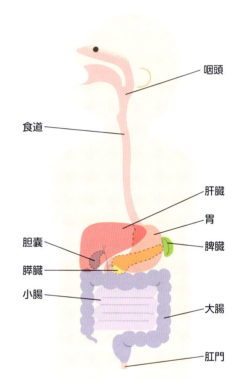

大切なこれらの臓器に悪いところがあって、うまくはたらくことができなくなると、さまざまな症状が出てきます。

2 潰瘍性大腸炎ってどんな病気？

潰瘍性大腸炎とは、大腸の粘膜（最も内側の層）に炎症によって小さな傷ができる病気です。粘膜の表面だけの傷をびらん、少し深さがある傷を潰瘍といいます。

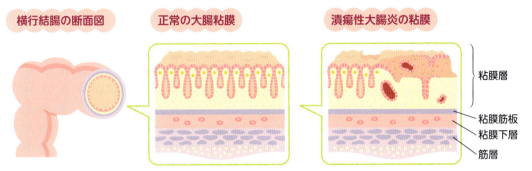

大腸の炎症は肛門に近い直腸から連続的に結腸、盲腸に向かって上向きに広がります。炎症の広がった範囲から、直腸炎型・左側大腸炎型・全大腸炎型の3つのタイプに分類されます。

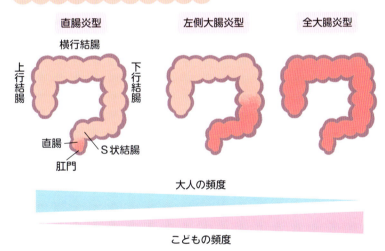

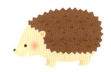

炎症の範囲が広いタイプのほうがより重症になります。病状や検査の組み合わせで、軽症・中等症・重症・劇症の4段階があり、その段階によって治療が異なります。

潰瘍性大腸炎の臨床的重症度による分類

> 重症：①と②のほかに③または④のどちらかを満たし、かつ6項目のうち4項目以上を満たすもの

> 軽症：6項目すべて満たすもの

	重症	中等症	軽症
①排便回数	6回以上	重症と軽症の中間	4回以下
②顕血便	（＋＋＋）		（＋）〜（－）
③発熱	37.5℃以上		（－）
④頻脈	90/分以上		（－）
⑤貧血	Hb10g/dL以下		（－）
⑥赤沈	30mm/h以上		正常

重症のなかでも、血性下痢（15回/日以上）、高熱（38℃以上）、白血球増多（10,000/μL以上）、強い腹痛を示す重篤なものを劇症とする。

❶潰瘍性大腸炎の経過・患者数

内科的治療によって病状は治まったり（寛解）、いろいろな誘因で再発し、寛解と再発・再燃を繰り返すことがあります。病状によっては手術が必要になる場合もあります。

もともとはとても珍しい病気でしたが、1980年代から患者さんの数が増え始め、年々増え続けています。乳幼児から高齢者まで、どの年代でも発症します。患者さんの発症頻度に男性・女性による差はみられません。

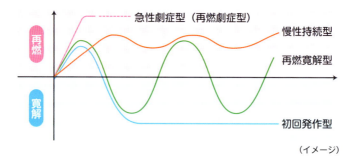

（イメージ）

> 潰瘍性大腸炎はまだ正確な原因はわかっておらず、完治させる治療法はありませんが、適切な治療により症状をコントロールできる場合も多いです。ストレスなどで再発することもあり、長期的な通院が必要です。

潰瘍性大腸炎の初診時年齢別患者数

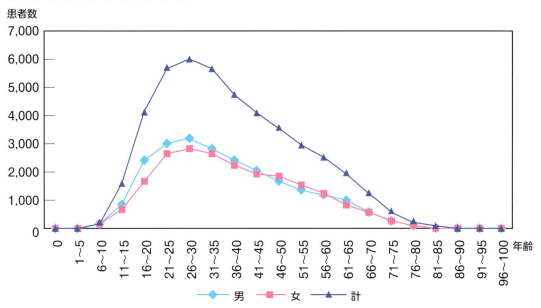

[厚生労働科学研究費補助金難治性疾患克服研究事業「難治性炎症性腸管障害に関する研究調査」班「データベースの拡充・活用」プロジェクト研究 2006年度報告書より引用]

潰瘍性大腸炎の年度別患者数の推移

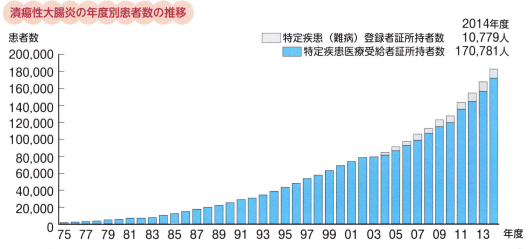

(財)難病医学研究財団／難病情報センター 特定疾患医療受給者証交付件数
厚生労働省 衛生行政報告例 特定疾患(難病)医療受給者証所持者数、登録者証所持者数 より作図
注：2010年度のデータには、東日本大震災の影響により、宮城県および福島県が含まれていない。

❷潰瘍性大腸炎の症状

腹痛、下痢、血便がおもな症状で、くり返しおこります。発熱、貧血、成長障害など大腸炎の強さと関連したさまざまな症状を引きおこすこともあります。

潰瘍性大腸炎のおもな症状

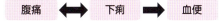

❸こどもの潰瘍性大腸炎の特徴

▶病変範囲・部位・重症度

大人にくらべて診断時の病変範囲が広く、重症であるのがこどもの特徴です。例えば、大人では直腸炎55%、左側大腸炎30%、全大腸炎15%の割合に対して、こどもでは直腸炎25%、左側大腸炎30%、全大腸炎45%となっています。重症度は病変の広がりに関係しているので、こどもは大人に比べて重症・劇症が多くなります。

直腸炎は、適切に治療されないと、病変は上方に向かって広がります。大人にくらべてこどもでは、上方に向かって広がりやすい特徴があります。

▶大腸がんの問題

治療薬の進歩によって、死亡する患者さんはまれとなり、手術を受ける患者さんが減っています。そこで、これから問題となってくるのが大腸がんの合併です。がんになりやすい条件も調べられており、発病後の経過年数と比例して増加すること、診断時の病変の広がりと関係することがわかっています。診断時の年齢も重要で、こどもの時に発病した患者さんが最も多く大腸がんを合併しています。こどもの年齢で発病した患者さんの大腸がんは10年後から現れるため、こどもの時ではなく、多くは青年期や大人になって発病します。とくに全大腸炎で発病した患者さんは、10年以上経ってからは定期的に内視鏡検査を受ける必要があります。

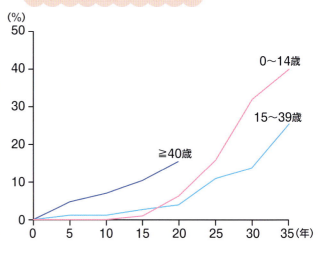

診断時年齢別大腸がんの発生頻度

15歳以上になってから病気になった人より、幼いころに病気になった人のほうが、重症の場合が多く、大腸がんになりやすいんですね。

▶家系内発病

炎症性腸疾患（IBD；潰瘍性大腸炎、クローン病の総称）の家系内発病はよく知られています。発病する確率は、兄弟姉妹では3%、両親では9%、祖父母で22%との報告があります。こどもについての報告で、潰瘍性大腸炎とクローン病の家系内発病率に差はありません。家系内発病があることは確実であり、遺伝的あるいは環境的要素が関係していることが考えられます。

3 クローン病ってどんな病気？

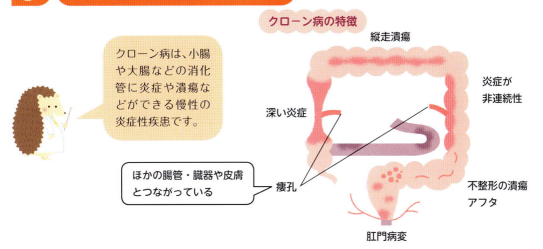

クローン病は、小腸や大腸などの消化管に炎症や潰瘍などができる慢性の炎症性疾患です。

❶ クローン病の症状と合併症

消化管だけでなく、全身にさまざまな合併症がおきることも特徴です。寛解と再発・再燃をくり返し、長い経過のなかでしだいに病気が進行します。

腹痛、下痢、血便、痔瘻、発熱などがおもな症状で、くり返しおこります。合併症には、消化管におきるものと消化管以外におきるものとがあります。

消化管におこる合併症には、穿孔、瘻孔、狭窄があります。特に、瘻孔をつくるのはクローン病の重要な特徴のひとつで、からだの表面に通じるものを外瘻、腸同士や他の臓器と通じるものを内瘻とよびます。

消化管以外の合併症は、全身性に認められますが、成長障害、関節炎、皮膚症状（結節性紅斑など）、虹彩炎などがあります。

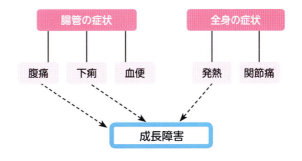

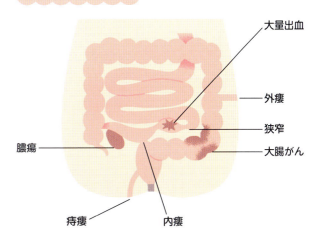

❷クローン病の患者数・発症年齢・性別

もともとはとても珍しい病気でしたが、1980年代になってから患者さんの数が増え始め、最近は急速に増え続けています。患者数は、10歳代後半〜20歳代に多く、30歳代以降は少ないという分布を示し、若者に多い病気といえます。男性2人に対して女性1人の割合で、男性に多いのも特徴です。

クローン病の年度別患者数の推移

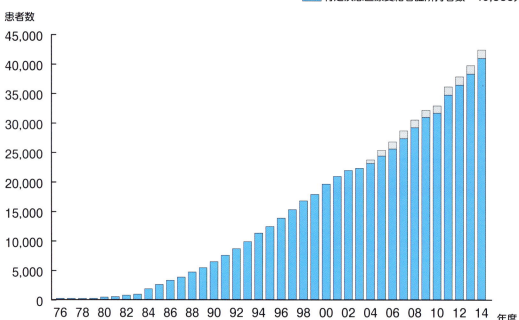

2014年度
- 特定疾患（難病）登録者証所持者数　1,512人
- 特定疾患医療受給者証所持者数　40,885人

[（財）難病医学研究財団／難病情報センター　特定疾患医療受給者証交付件数
厚生労働省　衛生行政報告例　特定疾患（難病）医療受給者証所持者数、登録者証所持者数　より作図
注：2010年度のデータには、東日本大震災の影響により、宮城県および福島県が含まれていない。]

潰瘍性大腸炎と同じく、クローン病の正確な原因はわかっておらず、完治させる治療法はありませんが、適切な治療を受けながら、病気とうまくつきあっていくことが大切です。治療を中断すると再発することが多いので、きちんと継続しましょう。

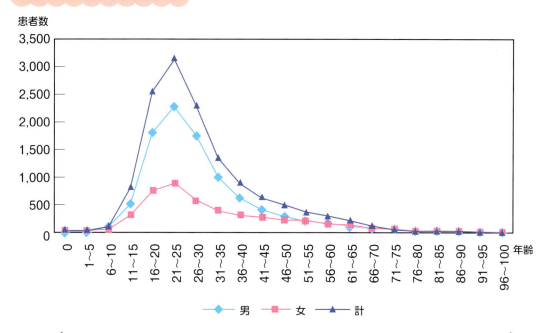

クローン病の初診時年齢別患者数

〔厚生労働科学研究費補助金難治性疾患克服研究事業「難治性炎症性腸管障害に関する調査研究」班〕
〔「データベースの拡充・活用」プロジェクト研究 2006年度報告書より引用〕

❸クローン病の分類

　病変の発生する場所によって、3つの病型に分けられています。病変が小腸に発生する小腸型、小腸と大腸に発生する小腸大腸型、そして大腸に発生する大腸型です。

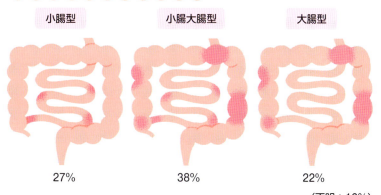

病変発生場所によるクローン病の分類

小腸型 27%　小腸大腸型 38%　大腸型 22%
（不明：13%）

❹ こどものクローン病の特徴

▶病変部位と重症度

クローン病は消化管のどの部位にも現れますが、乳幼児のクローン病は大腸発症がほとんどであり、成長障害の程度も強いとの報告があります。また、乳幼児期に発病する患者さんは重症で治療が難しいことが知られています。

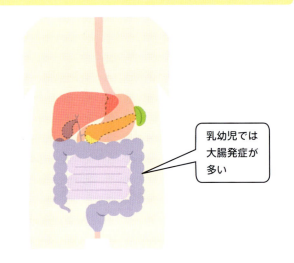

乳幼児では大腸発症が多い

▶成長障害

症状は成人と同様に多彩です。成人との最大の相違点は成長障害です。明らかな消化器症状がなくても、成長障害のみで発病することもまれでなく、そのためクローン病の診断が遅れることがあります。クローン病にみられる成長障害の頻度は、報告によりまちまちですが、多くのこどもの成長が影響を受けます。成長障害にはいくつかの問題が関係しています。例えば、病気の活動性、特殊な栄養治療、ステロイド使用、骨密度の低下などと関連しています。

▶家系内発病

クローン病の家系内発病はよく知られています。こどもでは、潰瘍性大腸炎とクローン病の家系内発病率に差はありません。クローン病に関しては11歳未満の患者さんとより年長の患者さんを比べたところ、11歳未満の若年患者で家系内発病率が高いことがわかっています。

手術による成長の改善

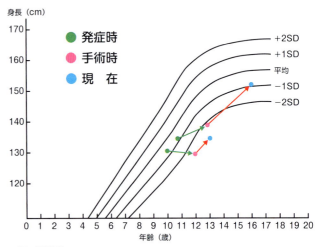

SD：標準偏差
＋1SDや－2SDのグラフは、数字のばらつきを考慮して（ここではどれくらいの身長の人がどれだけいるかなど）、平均からどの程度離れているかを表している。

成長障害とは、一般に明らかな低身長（同年齢小児の平均身長の－2.0SD以下）を指しますが、年間身長増加率の低下も含みます。

遺伝的、あるいは環境的要因が関係するとは思われますが、誰かが悪いから病気になったということではありません。正しく病気のことを理解して、よりよいからだの状態を保つようにしましょう。

2章 こどもの潰瘍性大腸炎・クローン病の検査と治療

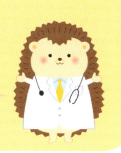

潰瘍性大腸炎・クローン病と診断するためにはどんな検査があるのか？ どんな治療をするのか？について解説します。

1 診断・治療のためにどんな検査が必要なの？

❶まず問診で病状を把握する

　潰瘍性大腸炎は、大腸の粘膜にびらんや深い潰瘍ができて、腹痛や血便といった症状が現れる病気です。クローン病は、口から肛門まで消化管のどの部位にもおこりえますが、おもに小腸と大腸に炎症や潰瘍ができて、腹痛や下痢といった症状が現れる病気です。どちらも、問診で腹痛・便の性状や排便回数・体重減少・成長障害・二次性徴の遅れ・発熱といった日常の状態の変化を知ることが病状を把握するのに大切です。

　腹痛が長く続いたり、便に血が混ざると、潰瘍性大腸炎やクローン病が疑われます。まわりの友達はたくさん食べられるのに、患児だけ食欲がなくて、痩せていくこと、トイレの回数が多いことなどで悩んでいる場合もあります。

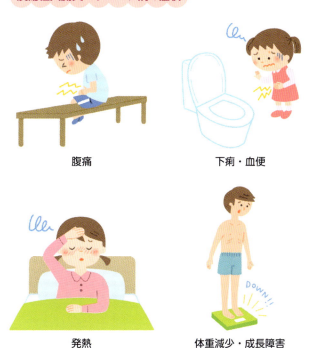

潰瘍性大腸炎・クローン病の症状

腹痛　　　　下痢・血便

発熱　　　　体重減少・成長障害

問診って❓

問診は、患者さんの状態をくわしく聞いて、診断につなげたり、治療の効果を判定するために行います。そのため、医師に十分な情報を伝えられるようにする必要があります。こどもの患者さんもなるべく自分で伝えられるとよいでしょう。

腹痛や排便の状況（1日の回数や性状、血便）は大切な情報なので、日頃から気にしておきましょう。

こどもの場合は、成長障害や二次性徴の遅れがきっかけで病気が見つかることもあります。そのため、身長・体重・二次性徴・骨年齢などの成長（に関する項目）を定期的に確認する必要があります。身長・体重の評価には成長曲線が有効で、成長障害がないか、成長障害があればどの程度なのかを確認し、手のＸ線撮影（レントゲン）で骨年齢を調べます。思春期年齢の患者さんなら、外陰部などの診察で二次性徴に遅れがないかを確認します。

骨年齢って❓

おもに手のレントゲンで骨の成熟度を見て、骨の年齢が何歳相当であるかを表したものです。実際の年齢（暦年齢）と比べて遅れているか、ちょうどいいか、進んでいるかがわかります。潰瘍性大腸炎・クローン病の炎症により、骨年齢が遅れるこどもがいます。

標準的な骨の成熟

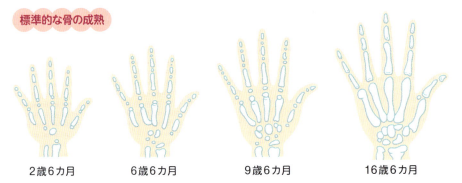

2歳6カ月　　6歳6カ月　　9歳6カ月　　16歳6カ月

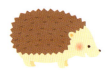

成長曲線って❓

　成長曲線とは、いろいろな年齢のこどもを男女別に大勢集めて身長と体重を測り、年齢別の平均値を曲線にしたものです。平均値に対する＋2SD、＋1SD、－1SD、－2SDといった大きい、小さい場合の曲線も描かれています。このグラフにこどもの身長と体重を記入すると、身長が平均と比べてどのくらい高いか低いか、体重が平均より重いのか軽いのかがわかります。また、何回かの身長体重を記入すると、大きくなっているのか、大きくなっていないのか、もし大きくなっていなければいつからそうなのかなど成長のパターンがわかります。

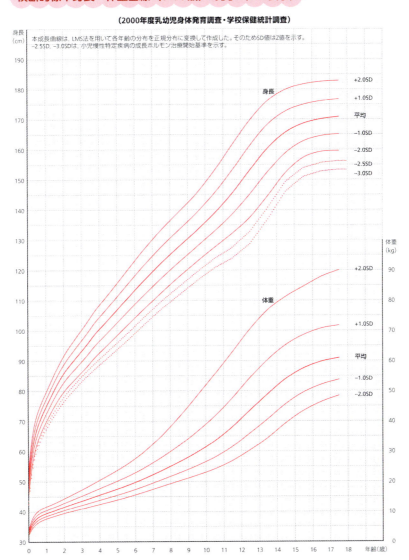

横断的標準身長・体重曲線（0-18歳）　男子（SD表示）
（2000年度乳幼児身体発育調査・学校保健統計調査）

（©JSPE，著者：加藤則子，磯島豪，村田光範 他：Clin Pediatr Endocrinol 25：71-76，2016）

成長曲線を作成することで、いつ頃から病気が始まっているのか、治療が有効かを把握することができます。

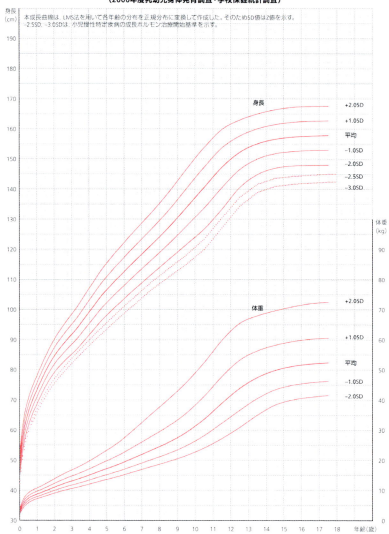

横断的標準身長・体重曲線（0-18歳）女子（SD表示）
(2000年度乳幼児身体発育調査・学校保健統計調査)

（©JSPE，著者：加藤則子，磯島豪，村田光範 他：Clin Pediatr Endocrinol 25：71-76, 2016）

❷病気が疑われたらどんな検査を行うの？

症状や診察の情報から潰瘍性大腸炎・クローン病が疑われれば、便や血液の検査に加え、消化器内視鏡検査（胃カメラ・大腸カメラ）や、時には消化管造影検査（造影剤を使うＸ線撮影）、腹部超音波検査といった消化管の画像検査を行います。さらに膿瘍(のうよう)（炎症部位にうみがたまった状態）や瘻孔(ろうこう)（トンネル）などの合併症を診断するためにCT検査、MRI検査を行うこともあります。

便の検査では、炎症部位から漏れている微量の出血を見つけることができるので、目で見ただけではわからない程度の少しの血液もわかります。また、細菌やウイルスの感染による腸炎と区別をします。

血液検査は炎症の程度を知るために、画像検査は病気の特徴的な所見がないか、肛門から大腸のどこまで病気が広がっているかを調べるために行います。

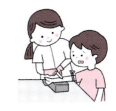
血液検査

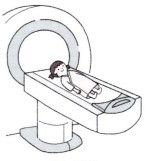
CT・MRI

診断の時だけでなく治療の効果判定の時も、同じようにさまざまな検査を行います。

❸ 血液検査で何がわかるの？

血液検査では、炎症反応（白血球数、CRP、血沈値の上昇）、栄養状態（たんぱく、アルブミンなどの低下）、貧血（赤血球数、ヘモグロビン値の低下）を調べます。これらの項目は、潰瘍性大腸炎・クローン病の炎症の強さを表していることが多いので、血液検査は定期的に何度も行います。

患者さんやご家族は、検査結果が何を意味しているのかしっかりと知っておきましょう。
看護師さんは、担当の患者さんの血液検査結果の意味をしっかり理解しましょう。

おもな血液検査の項目と検査からわかること

検査項目	基準値	意　味
CRP	0.2mg/dL以下	炎症が強くなると数値が上昇
血沈（赤血球沈降速度）	2〜10mm/h	炎症が強くなると数値が上昇
白血球数	4,000〜9,000/μL	正常値を上回る場合は炎症反応が強いと考えられる ステロイドを使用しても上昇する 免疫調整薬では低下することがある
ヘモグロビン	12〜15g/dL	基準値を下回る場合は貧血
アルブミン	4.0〜5.0g/dL	栄養状態の判断に役立つ

❹ 画像検査では何がわかるの？

▶ 超音波検査

腹部超音波検査（腹部エコー）では、おなかの上からプローベという道具を当てて、腸管のむくみ・壁の厚みや血液の流れ（血流の強さ）を観察することができます。内視鏡検査のような準備が必要ないため、比較的容易に検査することができます。前後の検査を比較することで病気の状態を知ることができます。しかし、粘膜の状態をよりくわしく調べようと思ったら、内視鏡検査が必要となります。

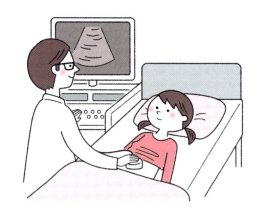

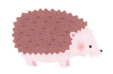

▶消化器内視鏡検査

　潰瘍性大腸炎に特徴的なことは、肛門から口側に向かった大腸にびらんや潰瘍といった病変が連続してみられることです。しかし、大腸の奥のほうまで潰瘍がなくても、虫垂のまわりや回腸終末部（小腸の終わりのほう）に病変が広がっていることがあります。

　クローン病では、口から肛門までのすべての消化管に病気がおこります。また、縦走潰瘍（腸の縦方向にできた長い傷）や敷石像（丸い石を敷き詰めたようにみえる状態、傷のまわりの粘膜が盛り上がってこのようにみえる）といった特徴的な病変を認めます。ほかにも腸が狭くなる狭窄病変や、腸と別の部位がつながってしまう瘻孔などが特徴的です。このような病変は、大腸と小腸の終わりの部分に多くみられます。

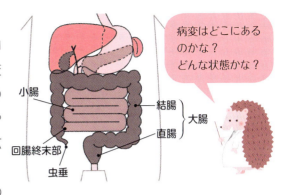

▶大腸内視鏡検査

　病変の位置や状態を調べるために、大腸内視鏡検査（大腸カメラ）で全大腸と小腸の終わりまで観察することが大切です。大腸カメラでは、生検検査といって、大腸や小腸の終わりの部分の粘膜の一部を小さなピンセットでつまんで採ってきて、それを顕微鏡で見る検査も行います。生検検査によって、潰瘍性大腸炎に特徴的な陰窩膿瘍や腺管のねじれなど、クローン病に特徴的な肉芽腫などが観察できます。

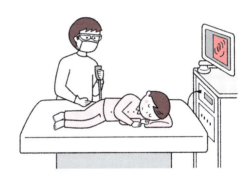

大腸カメラ

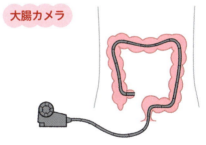

▶上部消化管内視鏡検査

　大腸・小腸以外にも、食道や胃、十二指腸にも病気が見つかることがあります。そのため、上部消化管内視鏡検査（胃カメラ）も行い、病気の広がりや程度を検査します。胃カメラでも生検検査を行います。

胃カメラ

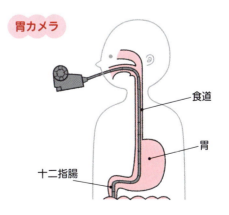

潰瘍性大腸炎の組織を見てみると❓

生検で得られた組織を顕微鏡でみえる状態にしたものを病理標本と呼びます。病理標本を顕微鏡で観察して得られた結果を病理所見といいます。

潰瘍性大腸炎でみられる病理所見のひとつに陰窩膿瘍があります。陰窩は、小腸と大腸にある腺で、さまざまな酵素を分泌しています。陰窩膿瘍とは、陰窩に炎症細胞（うみ）が充満している状態です。ただし、陰窩膿瘍は潰瘍性大腸炎にだけみられるものではありません。また、陰窩の腺管構造の異常（ねじれ、大小不同、異常分岐）も潰瘍性大腸炎の特徴です。そのほか腺管胚細胞の減少、上皮の変性・脱落・消失などもあります。

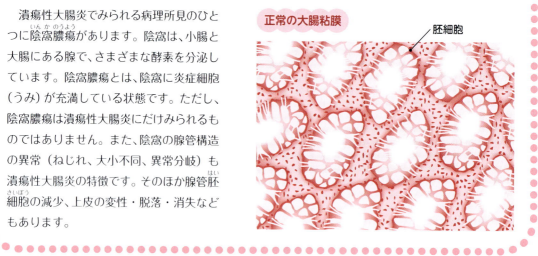

正常の大腸粘膜　　　胚細胞

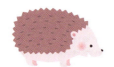

クローン病の組織を見てみると❓

病理標本を顕微鏡で観察した見た目で、病変に名前がついていたりします。

　クローン病でみられる病理所見のひとつに、非乾酪性類上皮性肉芽腫があります。乾酪とはチーズのことです。類上皮細胞は上皮細胞にすごく似ている細胞という意味です。肉芽腫とは、顕微鏡で観察される炎症反応によりできる病変で、炎症細胞が集合し、その周囲をリンパ球や形質細胞、線維組織が取り囲んでいる巣状の病変のことです。結核でみられる肉芽腫はカッテージチーズ状（脱脂粉乳から作られるオランダ原産の非成熟チーズ）にみえるため乾酪性肉芽腫と呼ばれて壊死を伴うのに対して、カッテージチーズ状にみえない肉芽腫を非乾酪性肉芽腫と呼び、壊死を伴いません。肉芽腫はクローン病の腸管でみられたら診断が確定する大事な変化です。ただし、検出率はあまり高くありません（約半分くらい）。そのほかクローン病でよくみられる病理所見は、全層性炎症といって炎症が腸壁全層（粘膜・粘膜下層から筋層、漿膜）に及びます。潰瘍性大腸炎では粘膜か粘膜下層までなので、異なります。

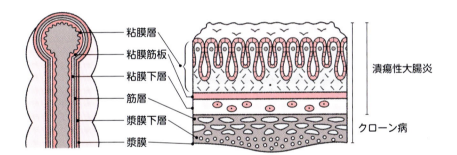

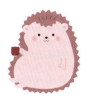

注意

カメラの検査の前には、前処置といって、消化管の粘膜をしっかり観察するために、食べ物や便が残らないように、前の日から準備をしなくてはなりません。検査の前の日の夕食を食べた後から検査が終わるまでは、ごはんやおやつを食べられません。大腸カメラの前には下剤（便を出しやすくする薬）を飲んで、便を全部出し切ります。この下剤にはいくつかの種類があり、何種類か組み合わせて飲むことが多いです。腸に便がなくなってとてもきれいになれば、腸をしっかり観察できるので、下剤はできるだけがんばって飲みましょう。

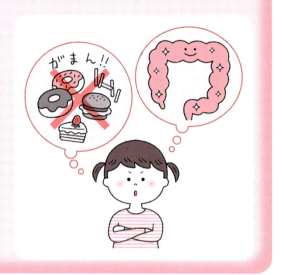

検査を受けた多くのこどもたちが、実は検査のなかで一番つらいのは、ごはんやおやつが食べられないことだと言っています。
でも、検査の時にたくさんの食べ物や便が残っていたら、きちんと病気を評価できなくなってしまいます。

▶消化管造影検査

おしりから腸管に造影剤という薬を入れるＸ線の検査（注腸造影）では、深い潰瘍や大腸のひだがなくなってしまう潰瘍性大腸炎の特徴が観察されます。

クローン病では、注腸造影に加え小腸造影も行います。狭窄の長さや程度、瘻孔の程度、病変の場所を調べるのに適しています。小腸造影は鼻から十二指腸までチューブを入れて、注腸造影は肛門からチューブを入れて造影剤を注入します。

おなかを少し強く押さえたり、からだをゴロゴロ回転させたりします。こどものみなさんには少しつらいかもしれませんが、病気の状態を知るのに大切な検査です。

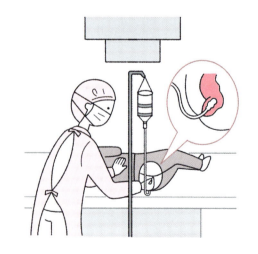

▶小腸の内視鏡検査

クローン病では、胃カメラ、大腸カメラ、小腸・注腸造影検査でも病気が見つからないことがあります。その場合は、病気が見つかりにくい小腸に病気がかくれていることがあるので、小腸の内視鏡検査をします。

> 小腸の検査は小腸造影のほかに、小腸カプセル内視鏡やバルン内視鏡といった小腸の内視鏡検査があります。

小腸カプセル内視鏡検査

- 26×11mmの小さなカプセルを飲み込んで、小腸の画像を撮影する。
- 狭窄があると途中で詰まってしまって取りだせなくなることがあるので、まずパテンシーカプセルという偽物のカプセルを最初に飲む。偽物のカプセルが決められた時間内におしりから出てくれば、小腸をカプセル内視鏡が通過できるという証拠になる。

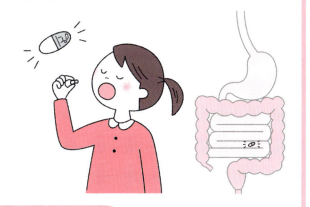

> もしも狭窄があって偽物のカプセルが詰まってしまっても、時間が経つと溶けてしまうので、よほどの狭窄でない限りは大丈夫なのです。カプセルが飲み込めなくても、胃カメラを使って小腸まで入れる方法もあります。

バルン内視鏡検査

- 胃カメラや大腸カメラよりも長い内視鏡で、先に風船が付いていて小腸の奥まで届く特別な内視鏡。
- 口からと肛門から入れる方法がある。
- カプセル内視鏡は写真しか取れないが、バルン内視鏡では生検をすることもできる。

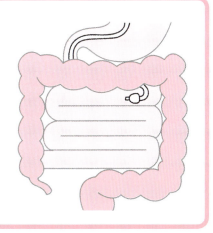

2 潰瘍性大腸炎・クローン病ではどんな治療をするの？

潰瘍性大腸炎・クローン病と診断されたら、炎症の範囲や重症度を考慮して治療法を決定します。
治療は、食事・薬・日常生活や心のケアが基本になります。
初発時や再燃時は、食事による腸の炎症部位への負担を減らすことが大切です。

❶潰瘍性大腸炎・クローン病の経過と治療

　潰瘍性大腸炎・クローン病は、寛解と再燃を繰り返すことが多いです。治療は年々進歩していますが、今のところ完全に治す治療法は見つかっていません。腸を休めて、栄養をきちんと摂取し、炎症をおさえることが基本の治療となります。まずは寛解を得て、適切な治療を続けることで再燃しないように維持することが大切です。

　こどもの患者さんは、この先も長い間病気と共に歩んでいかなくてはなりません。治療の目的は、手術をできるだけ避け、腸管を守ることと成長を維持することです。そのために、栄養剤や点滴による栄養療法を基本として、いろいろな飲み薬や点滴の薬を組み合わせます。活動期か寛解期か、あるいは病気の重さや炎症・潰瘍の部位など、患者さんの状況を考えてよりよい治療方法を選びます。病気が活動していれば炎症を鎮めるための栄養療法や薬物療法を行い、瘻孔などの特殊な病変や内科的な治療の効果が乏しい時に手術をすることがあります。これらの治療で炎症が治まったら（寛解）、この状態を維持（寛解維持）するための治療を行います。

　治療を行っていくうえで、心のストレスがたまらないような入院生活や日常生活を心がけることも大切です。

生活の制限や大変な検査などつらいこともありますが、この病気は寝たきりになったり、命にかかわることはほとんどありません。
前向きに治療に取り組んで、より快適に生活できるようにしましょう。

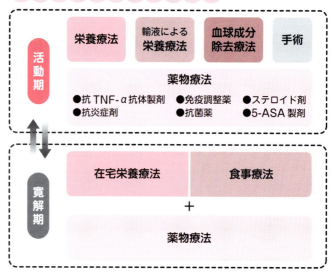

潰瘍性大腸炎・クローン病の経過と治療

❷食事による治療（→4章）

潰瘍性大腸炎の初発時や炎症の強い時には、腸の安静を保つため絶食にして、栄養を点滴で補うことがあります。また、栄養が吸収されやすく腸管に優しい成分栄養剤を使用することもあります。ただし、あまりおいしくないので、どうしても苦手な場合は、フレーバーで味を整えたり、鼻からチューブ（経鼻チューブ）を入れて胃に注入する方法もあります。

クローン病では、炎症による消耗や、腸管のダメージによる栄養の吸収障害などさまざまな理由で、栄養不足になります。そのため成分栄養剤を使用して、不足する栄養を補給するとともに、腸管の負担を減らすことで、症状改善につなげます。寛解期が長く続くように、活動期だけでなく、自宅でも食事療法（腸管に負担の少ない食事）と栄養療法を併用して続けます。

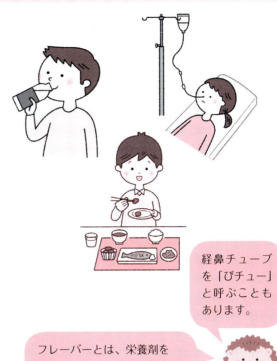

経鼻チューブを「びチュー」と呼ぶこともあります。

フレーバーとは、栄養剤を飲みやすくするための粉末で、果物などさまざまな味のものがあります。

栄養を点滴で補うって❓

口から食べ物が食べられない、あるいは腸管に強い炎症や強い狭窄・瘻孔があるような重症の患者さんには、輸液による栄養療法を行います。この方法は、点滴で血管に直接栄養を入れて、腸管を使わないので、腸管の休憩ができて、炎症がおさえられます。しかし、腸管はあまり長く休みすぎると吸収する力が弱くなってしまいますので（粘膜の萎縮）、症状が改善したら栄養剤を用いた栄養療法に切り替えます。

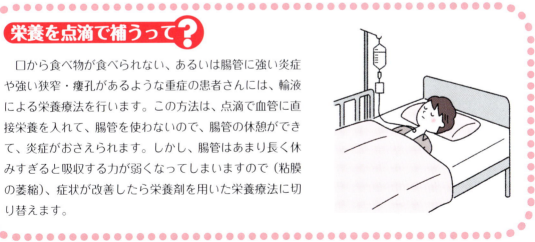

食事の基本は、栄養バランスを保つことはもちろんですが、消化をよくするために脂肪や繊維質の多いものや、香辛料・カフェインなどの刺激物を避けることです。症状が落ち着いている寛解期にはそれほど厳密に制限しなくても大丈夫ですが、病気とつきあっているうちに「これを食べるとおなかの調子が悪くなる」ものがわかるようになります。いったん症状が落ち着いていても再燃してしまうことが多いので、炎症を悪化させない食事を常に心がけることが大切です。ですから、家族の人たちの協力や、学校の先生、病院の栄養士さんの応援がとても心強いものとなります。

> これらの栄養療法は、おとなよりもこどもでより有効なことが多いです。腸の炎症がよくなったら、食事を再開することができます。

❸薬による治療（→3章）

薬には、飲み薬（内服薬）と点滴の薬があります。病気の重症度、つまり①病気が軽い時、②中くらいの時、③重い時によって、また炎症の強さや場所により使用される薬は違います。

潰瘍性大腸炎・クローン病と診断されたら、ほぼ全例で5-アミノサリチル酸製剤が使われます。この薬は、飲み薬、坐剤、注腸剤があります。重症度によって副腎皮質ステロイドや、アザチオプリンという免疫調整薬が組み合わされます。なかなか治療効果が得られない時には、タクロリムス、シクロスポリン、インフリキシマブといった免疫調整薬や抗TNF-α抗体製剤を使用します。

また、副作用のために使いたい薬が使えないこともありますし、寛解を導入するために服用する薬、再燃しないために長く飲み続ける薬もあります。

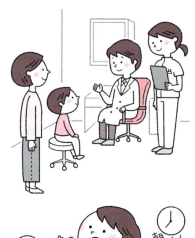

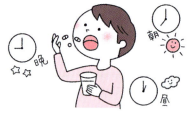

注意 ⚠

潰瘍性大腸炎もクローン病も、寛解と再燃を繰り返す病気です。調子がいいからといって薬を止めたり、調子が悪いからといって薬を増やしたり、自分の判断で変更せず、主治医とよく相談しながら治療を進めましょう。薬の服用は、主治医から指示されている量とタイミングを守ることが大切です。

❹血球成分除去療法（→p.35）

炎症の原因となっている血液中の白血球や顆粒球を機械で取り除く方法を、血球成分除去療法といいます。腸管に炎症をおこす活性化した白血球や顆粒球を特殊な膜を使って除去するために、血液をいったん体外に出したのち、再び体内に戻すという方法です。点滴をする太めの血管が2カ所必要です。

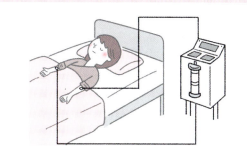

❺日常生活や心のケア

日常生活は、規則正しい生活を心がけましょう。夜ふかしや不規則な生活は、病気を悪化させることがあります。病気のことをよく理解し、心とからだをリラックスさせて治療に取り組みましょう。日頃の登校、試験や受験、地震などの災害や家族の病気など、日常生活のなかには強いストレスがかかる時があります。このようなストレスで病気が悪化することがありますので、心のケアを受ける準備をしておきましょう。

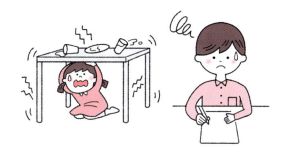

❻手術による治療（→5章）

潰瘍性大腸炎・クローン病の多くは、薬物療法でコントロール可能です。しかし、内科的治療でよくならないような重症例、大量出血がみられる場合、穿孔をおこした場合などでは手術が必要となります。第5章の手術療法でくわしく説明しますが、必ず手術をしたほうがよい場合と、手術をしたほうがよりよくなると考えられる場合があります。医療者は、できるだけ手術を回避したり回数を減らしたり、手術による患者さんへの負担を最小限におさえるよう努力します。

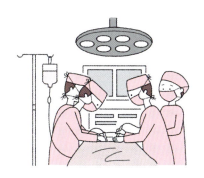

潰瘍性大腸炎・クローン病の治療で大切なことって❓

　どちらの病気も寛解（症状が落ち着いている状態）と再燃（症状が悪化する）を繰り返します。また、病気を完全に治す治療法も見つかっていません。大切なことは、適切な治療を続けて再燃を防ぎ、寛解を維持することです。長期間寛解を維持することができれば、成長を確保し、日常生活に大きな不安を抱えることなくすごすことができます。

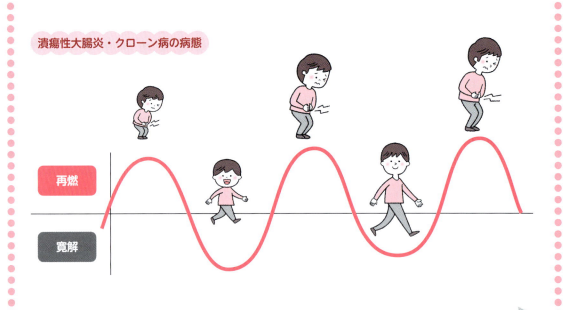

潰瘍性大腸炎・クローン病の病態

病気にかかっている期間

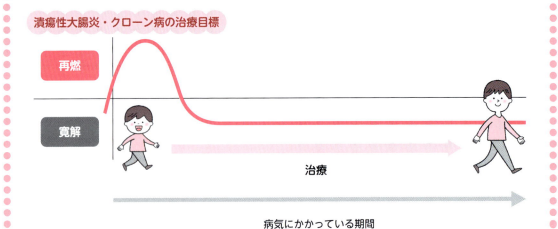

潰瘍性大腸炎・クローン病の治療目標

治療

病気にかかっている期間

3章 薬物療法

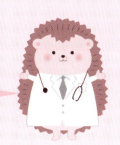

炎症性腸疾患の治療で使われることのある薬の役割と注意点、そして副作用についても説明します。

1　治療の基本となる考え方

　炎症性腸疾患（IBD）が発症した時や、再発して病状が悪くなった時にまずそれを落ち着かせるための治療を「寛解導入治療」、落ち着いた状態を長く保つための治療を「寛解維持治療」といいます。これがIBDの治療の基本となる考え方になります。

寛解導入治療

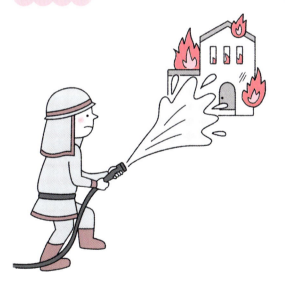

寛解維持治療

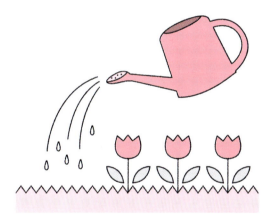

IBDでは、その名前のとおり調子の悪い時は腸の粘膜や壁に炎症がおこっています。
寛解導入治療は、その「炎」を消す消火活動の役割を果たします。

「炎」が消えたからといって、治療せずにほおっておくとまた火がついて「再発」してしまいます。
そうならないよう水をまいて湿らせて、傷んだ粘膜や壁が元どおりに治りやすい環境をつくるのが、寛解維持治療です。

2　どんな薬があるの？

❶5-アミノサリチル酸（ペンタサ®・サラゾピリン®など）【導入・維持】

5-アミノサリチル酸は、炎症をおこして腫れている腸の粘膜面に直接はたらいて、腸の状態をよくする薬です。ペンタサ®は、腸の中でゆっくりと溶けて腸の粘膜に広がりながら、効いていきます。免疫力（抵抗力）を落とさず、副作用が少ない薬なので、一番広く使われます。軽症だったり食事療法がうまくいく人では、この薬だけで治療できることもあります。もちろん、中等症や重症の場合に寛解導入したあと、その維持のために長く使われる薬です。

薬の量は病気がよくなれば減らしていくことができます。
作戦どおりに飲んで、飲み忘れがある時は隠さず先生に言って、よい作戦を一緒に考えてもらいましょう。

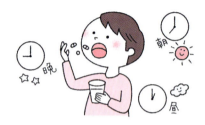

❷副腎皮質ステロイド（プレドニゾロン®など）【導入・維持】

副腎皮質ステロイドは、胃腸の炎症を強力におさえる薬で、栄養療法や5-アミノサリチル酸を使ってもよくならない時に使います。とてもよく効く薬ですが、長い間飲み続けると顔が丸くなったり（ムーンフェイス）、成長期のこどもでは背の伸びが悪くなったりしますし、そのほかにニキビ、体重増加（食欲増進）、胃潰瘍、高血圧、高血糖、眼科的な病気（白内障、緑内障）、気分が不安定になるなどの問題が出てくることがあります。また、免疫力がおさえられるために細菌やウイルスの感染に弱くなることにも注意が必要です。これらの副作用は薬をやめるともとに戻りますが、あまり長期に多い量で続けないで済むよう、他の薬を併用して、調子がよくなったらだんだん量を減らしていくようにします。

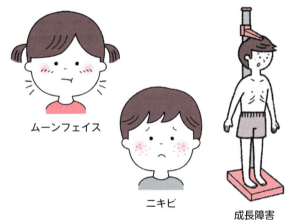

ムーンフェイス　ニキビ　成長障害

白内障は、目の中にある水晶体がにごる病気で、ぼやけて見えたり、まぶしくなったりします。

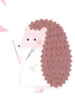

緑内障は、視神経が障害され、視野が狭くなったり、部分的に見えなくなったりする病気です。

❸抗TNFα抗体製剤（レミケード®、ヒュミラ®など）【導入・維持】

抗TNFα抗体製剤は、IBDの患者さんのからだの中で増えて炎症のもとになっているTNFαという物質のはたらきを止める薬で、他の治療ではなかなかよくならない時に使われる薬です。

レミケード®は点滴で入れる薬です。通常、初回、2週目は入院で使用し、6週目、さらにその後は8週間ごとに外来で2〜3時間かけて点滴します。

ヒュミラ®は2週間に1度、腕や足の皮膚に直接注射（皮下注射）する薬です。

これらの薬でも免疫力が強くおさえられるので、感染症には注意が必要です。アレルギー反応が出てからだに合わない人もいますが、ステロイドのような副作用がなく効果も大きいために、とくにクローン病ではよく使われるようになっています。ただし、長い間使っているうちにからだが慣れて効果が弱くなってくることがあります。

抗TNFα抗体製剤のはたらき

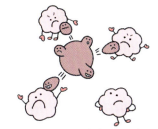
TNFαにくっつき炎症をおさえる

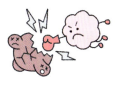
TNFαをつくりだす細胞をこわす

> レミケード®は、数週間ごとに1回、外来で点滴します。
> 点滴中はアレルギー反応が出ないか見守るために、血圧・体温・呼吸数などをチェックします。

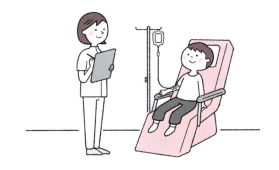

❹タクロリムス【導入】（潰瘍性大腸炎）

タクロリムスは、日本でつくられた免疫を強くおさえる飲み薬です。ステロイドが効かなかったり、減らしていくと再発してしまうような時に使われます。この薬は血液中で炎症をおさえるのに必要な濃度以上で、かつ副作用が出やすくなる濃度以下になるよう、定期的に薬の血中濃度を検査しながら使います。副作用としては腎障害、高血圧、高血糖などに注意が必要です。

薬の血中濃度の変化

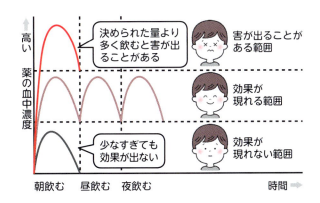

❺シクロスポリン【導入】(潰瘍性大腸炎)

シクロスポリンは、タクロリムスと同様に免疫をおさえるはたらきが強く、潰瘍性大腸炎でステロイドが効かない場合に使われることがあります。この薬は、潰瘍性大腸炎で急に手術をしないといけないほどの重症の状態になった時に使われます。少ない量の点滴注射から始めて、必要に応じて量を増やし、病状がよくなれば点滴から飲み薬に変えて、症状が安定したらほかの薬に置きかえます。

シクロスポリンの使用

少量の点滴 → 飲み薬 → ほかの薬
　　　　　増量
　　　　症状改善　　症状安定

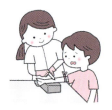

> 副作用には高血圧、腎障害、けいれんなどがあり、タクロリムスと同じように、血中濃度を確認しながら使います。

❻免疫調整薬(イムラン®、ロイケリン®など)【維持】

免疫調整薬も免疫をおさえる飲み薬で、飲み始めてから効いてくるまでに3カ月ぐらいかかりますが、穏やかに効いてくれます。ステロイドやタクロリムスなど寛解導入で使われる薬の役割を引きついで、寛解維持を目的として長期にわたって使われます。比較的副作用の少ない薬ですが、体質によってはある時から急に白血球の数が減ってしまったり、薬剤性膵炎をおこすことがあるので、これも定期的な採血でチェックしながら使います。

膵炎って❓

膵臓は、たくさんの消化酵素(膵液)を分泌していますが、本来なら十二指腸へ出てから活動するはずの膵液が膵臓自体の中ではたらいてしまい、自己消化をおこしてしまう病気が膵炎です。さまざまな原因がありますが、ある種の薬の副作用としておきることがあります。

血球成分除去療法って❓

　血球成分除去療法には、白血球除去療法と顆粒球除去療法があります。
　白血球除去療法（LCAP）は、血液中の活性化した白血球（悪さをする白血球）を取り除き、炎症をすみやかに鎮める治療です。血液をいったん体外に取り出し、特殊なフィルターに通して活性化した白血球を取り除いた後、その血液を再び体内に戻します。これを通常週1回×5週間行います。そのために血液を抜くための血管ルートと、戻すためのルートをとる必要があります。

　少し大変な治療のようですが、1回1〜2時間で済み、免疫力をおさえたり副作用のある薬を使わないため、からだの負担はむしろ小さく、効果も高い治療法です。

潰瘍性大腸炎の寛解導入を目的に最近よく行われます。

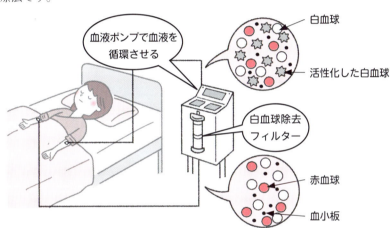

　白血球を除去する方法には、顆粒球除去療法（GCAP）もあります。LCAPと同じように血液を体外循環させ、血液浄化を行いますが、おもに顆粒球・単球を選択的に吸着除去します。

白血球には、顆粒球・単球・リンパ球という種類があって、すべてが炎症にかかわっています。

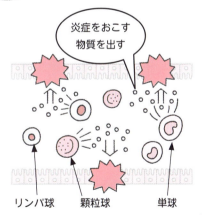

3 薬物療法にはどんな副作用があるの？

副作用とは、病気を治すための薬が、時にからだに害を及ぼすようにはたらくことです。
どんなに安全とされている薬にも副作用はあります。
ここでは、免疫抑制にともなう副作用について解説します。

❶免疫抑制にともなう副作用

この章で説明した薬のうち、ペンタサ®を除くすべての薬は、IBDの背景にある炎症を免疫抑制というはたらきでおさえてくれます。薬によって免疫力がおさえられてしまうと、細菌やウイルス、時には真菌（カビ）から身を守る力が弱くなって、感染症にかかりやすくなったり、かかってしまうとそれが治りにくくなってしまいます。もちろん薬の種類や量によってその程度はいろいろです。軽めの薬であればほとんど生活を制限する必要のないこともあります。しかし、感染症にかかってしまうと、一時的に薬を減らしたり止めたりしなければならない場合もあります。その時にIBDが悪化して再発のきっかけになる恐れがあります。ですから、体調のよくない時には無理をしないようにして、睡眠不足にならないように生活することが大切です。

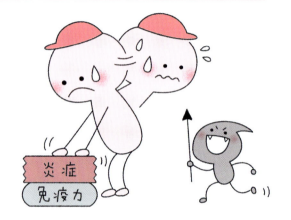

免疫調整薬による治療では、炎症と免疫力を一緒におさえてしまいます。

 注意

うがいや手洗いをしっかりして、人混みではマスクをするなどしてできるだけ風邪（感染症）をもらわないように注意してください。
熱が出たり発疹が出たりしたら早めに病院で診察を受けるようにしてください。

❷予防接種

　予防接種は、生ワクチン（はしか、おたふくかぜ、風疹、水ぼうそう）は打つことができません。インフルエンザなどの不活化ワクチンは打ってもかまわないものもありますが、一般に免疫調整薬を飲んでいると予防効果が弱くなります。ただ、インフルエンザは10分ほどで診断できる検査があって、特効薬もいろいろありますし、場合によっては発症する前にタミフル®を予防の目的で飲むこともできますから、ほかの感染症と比べて過度に恐がる必要はありません。「あやしいな」と思ったら早めに病院を受診するようにしてください。

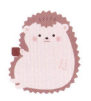

4章 栄養・食事療法

炎症性腸疾患の栄養・食事療法で大切なポイントや寛解導入後に自宅で食事療法をうまく続けていくコツなどについて、説明します。

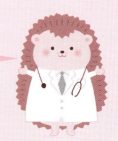

1 栄養・食事療法はなんのためにするの？

栄養・食事療法の目的
① 腸管の安静を保ち、再燃を防ぐ
② 心身の正常な成長・発達を妨げないようにする

腸管に負担があまりかからないようにして、落ち着いていた症状がまた出てきたりしないようにします。

成長に必要な栄養を十分にとるようにします。

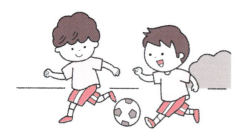

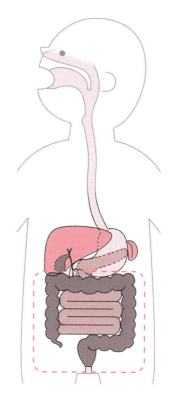

2　炎症性腸疾患の栄養・食事療法の位置づけ

　クローン病では、病変が口から大腸まで消化管のあらゆる場所にできる可能性がありますが、多くの場合、小腸に病変があります。そのため、小腸における栄養の消化吸収能が障害されていることから、栄養・食事療法が治療の第一選択（primary therapy）となります。

　一方、潰瘍性大腸炎は病変部位が大腸に限られることが多いため、小腸の栄養消化吸収能は保たれており、基本的に食事制限は不要ですが、急性期に腸管安静と栄養改善を図る場合には重要な治療のひとつとなります。

クローン病
- 病変部位　多くは小腸・大腸（口腔から肛門までの消化管全域）
- ↓
- 小腸の栄養の消化吸収能が障害されている
- ↓
- 栄養・食事療法は治療の第一選択（primary therapy）
  腸管安静、栄養状態改善、腸管内食事抗原除去、免疫異常是正、病変治癒、炎症反応改善、寛解維持

潰瘍性大腸炎
- 病変部位　大腸に限られる
- ↓
- 小腸の栄養の消化吸収能は保たれている
- ↓
- 基本的に食事制限は不要（急性期は腸管安静と栄養改善のため栄養療法を行う）

腸管内食事抗原除去と免疫異常是正って❓

　からだには、細菌やウイルスの体内侵入を防ぐため「体内に入った異物（抗原）」を排除しようとする防御システム（免疫）があります。しかし、炎症性腸疾患の患者さんでは、口から食べる食べ物に含まれるたんぱく質も「異物（抗原）」として認識して免疫反応がおきてしまい、腸管の炎症がおきると考えられています。

腸管内食事抗原除去とは、その抗原となる食事を減量したり、除去したりして炎症反応をおこしにくくすることです。
免疫異常是正とは、この間違った免疫反応を正しくすることです。

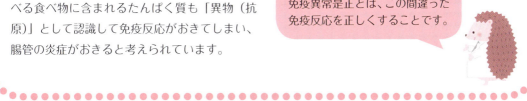

3　炎症性腸疾患の栄養・食事療法のポイント

①脂肪の摂り方（量と質）
②刺激の調整
③成長に必要なエネルギー・栄養素の確保

それぞれのポイントについて、くわしく説明します。

❶脂肪の摂り方

▶脂肪の分類とバランス

　脂肪は、脂肪酸とその他の脂肪に分類されます。脂肪酸とは脂質を構成する成分で、食品中の脂肪のほとんどは脂肪酸でできています。脂肪酸には、その科学的構造によってさまざまな種類があり、それぞれ性質やはたらきがちがっています。それらをバランスよく摂取することが、腸に悪い刺激を与えず、炎症性腸疾患の症状を悪化させないことにつながります。

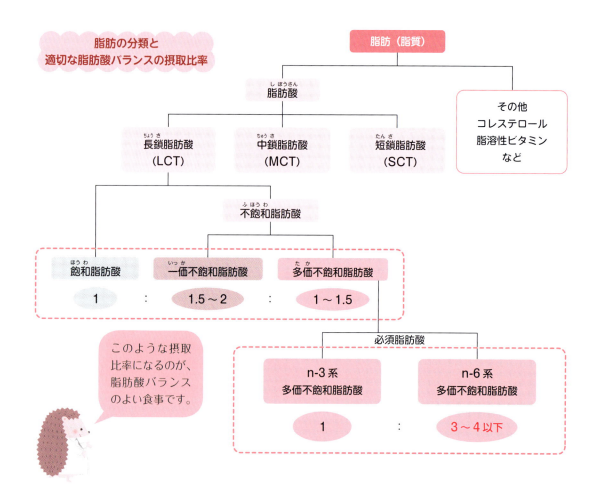

脂肪の分類と適切な脂肪酸バランスの摂取比率

このような摂取比率になるのが、脂肪酸バランスのよい食事です。

▶炎症性腸疾患の脂肪の摂取

　クローン病では脂肪の摂取量を制限しますが、潰瘍性大腸炎では厳しい制限は不要です。そして、脂肪を摂取するうえで最も重要なことは、**脂肪酸バランスを整える**ことです。1日の脂肪摂取量の範囲内で飽和脂肪酸の過剰摂取を避け、多価不飽和脂肪酸を摂取するようにします。また、n-3系脂肪酸を積極的に摂り、n-6系脂肪酸が過剰にならないようにします。

▶脂肪酸バランスが大切なわけ

　その理由は、右図のように多価不飽和脂肪酸のリノール酸（n-6系脂肪酸）からアラキドン酸が生成され、α-リノレン酸（n-3系脂肪酸）からエイコサペンタエン酸が生成されますが、いずれも同一酵素のはたらきによることから、競合的に代謝が進みます。n-6系脂肪酸が代謝される時に、炎症を引きおこす物質が産生されますが、n-6系脂肪酸の代謝と拮抗するn-3系脂肪酸は、炎症を引きおこす物質の産生とその作用を抑制します。リノール酸とα-リノレン酸はどちらも生体にとって大切な必須脂肪酸ですが、その摂取比率はn-6系脂肪酸が過剰にならないよう、n-6系脂肪酸／n-3系脂肪酸を3～4以下にすることが重要なのです。

炎症性腸疾患の脂肪の摂取量

脂肪：未吸収の脂肪は腸管を刺激し、大腸の蠕動運動を活発にして下痢を誘発する

クローン病
摂取量制限
脂肪エネルギー比率
10～15%E
標準の半量くらいが目安

潰瘍性大腸炎
標準量
脂肪エネルギー比率
20～30%E
過剰摂取にならないように

エネルギーをつくる栄養素は、炭水化物、たんぱく質、脂肪の3つです。脂肪エネルギー比率とは、総エネルギーに占める脂肪の割合のことです。

脂肪酸の代謝経路

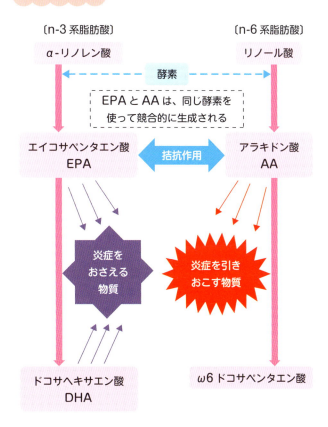

▶食事に含まれる脂肪

食品には、いろいろな脂肪酸がそれぞれのバランスで含まれています。組み合わせる食品によって、食事全体の脂肪酸バランスは異なってきます。

食品100kcal分中に含まれる脂肪

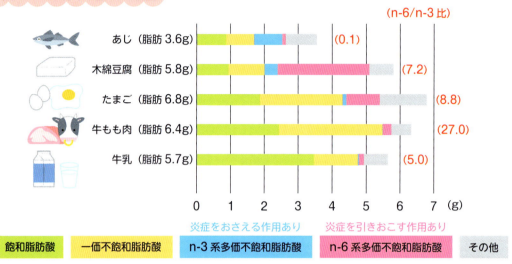

油脂類100kcal分中に含まれる脂肪

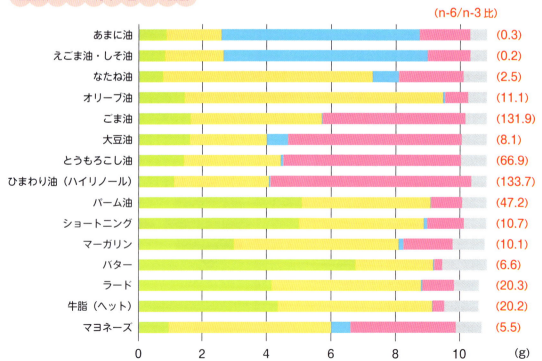

各脂肪酸を多く含む食品例

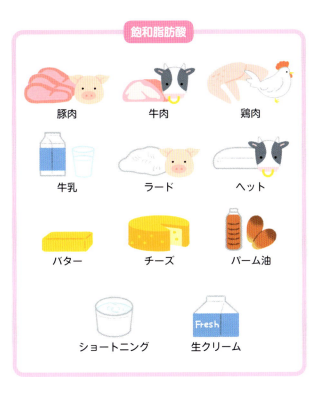

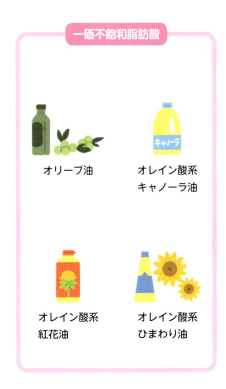

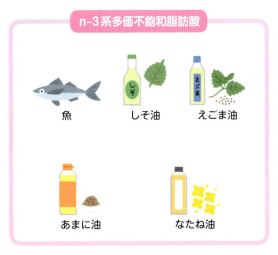

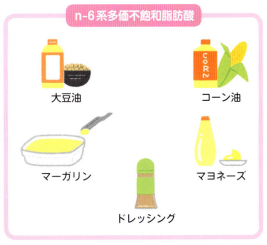

多価不飽和脂肪酸のなかでできるだけn-3系脂肪酸の多い食品を摂るようにします。

▶食事で気をつけたいこと

できるだけ洋食より**和食**にして脂肪量を減らし、飽和脂肪酸の多い肉類より、n-3系脂肪酸を多く含む**魚**を積極的に食べ、少量の**しそ油**や**えごま油**を料理に添加します。常用する調理油は大豆油ではなく、**なたね油**がおすすめです。

> **脂肪の過剰摂取を避ける 脂肪酸バランスのよい食事のポイント**
>
> ● 和食中心に！
>   （1食あたり10g程度の脂肪におさえることができる）
> ● 魚はできるだけ毎日食べる
> ● 調理油はなたね油がおすすめ
> ● サラダやおひたしに少量のしそ油・えごま油をかける

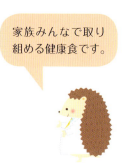

家族みんなで取り組める健康食です。

しそ油を使った手作りドレッシングレシピ

【材料】
- たまねぎ………中1/2個
- A
  - しょうゆ………30g（小さじ5杯）
  - みりん…………30g（ 〃 ）
  - 酒………………25g（ 〃 ）
  - 酢………………75g（大さじ5杯）
  - 砂糖……………9g（大さじ1杯）
  - 塩………………6g（小さじ1杯）
- しそ油…………20g×3

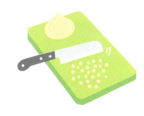

① たまねぎをみじん切りにする。

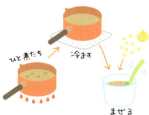

② しそ油以外の調味料Aをなべに入れてひと煮立ちさせて冷まし、①のたまねぎと合わせて容器に入れてよく混ぜる。

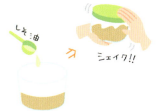

③ ②の1/3量にしそ油20gを加えてしっかりシェイクする（白濁してトロッとしたら完成）。

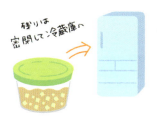

④ ②の残りは、作り置きとして密閉容器に入れて冷蔵庫で保存しておく。

しそ油は酸化しやすいので、使用するたびに④にしそ油を加えて作ることをおすすめします。

脂肪量を減らして脂肪酸バランスをよくする献立の工夫

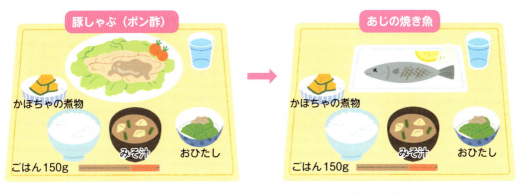

豚しゃぶ（ポン酢）
エネルギー：517 kcal
脂　肪　：9.0 g
たんぱく質：23.5g　炭水化物：83.7g
n-6/n-3比＝7.3

あじの焼き魚
エネルギー：471 kcal
脂　肪　：4.6 g
たんぱく質：26.6g　炭水化物：78.0g
n-6/n-3比＝1.0

豚肉を魚に替えると、脂肪量が減り、脂肪酸バランス（n-6/n-3比）がとてもよくなります。

n-3系脂肪酸を多く含むオイルを使って脂肪酸バランスをよくする献立の工夫

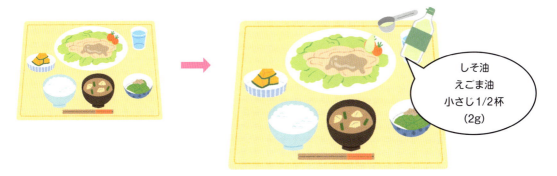

しそ油
えごま油
小さじ1/2杯
（2g）

エネルギー：517 kcal
脂　質　：9.0 g
たんぱく質：23.5g　炭水化物：83.7g
n-6/n-3比＝7.3

エネルギー：535 kcal
脂　質　：11.0 g
たんぱく質：23.5g　炭水化物：83.7g
n-6/n-3比＝1.0

しそ油やえごま油を少量添加すると、脂肪酸バランス（n-6/n-3比）がとてもよくなります。

❷刺激の調節

▶食物繊維のはたらき

まず、食物繊維について正しく理解していただく必要があります。

食物繊維には水溶性繊維と不溶性繊維があり、どちらも下痢を軽減させるはたらきがあります。不溶性繊維は腸粘膜を刺激したり、狭窄部に詰まったりする恐れがあるため、腸粘膜の炎症や腸管狭窄のある場合は摂取を控えますが、寛解導入後、炎症や狭窄が改善していれば制限は不要です。また、水溶性繊維は腸内細菌（善玉菌）によって分解され腸管免疫を維持するために重要な役割を果たしていますので、制限せずに十分に摂取します。

腸内環境を整えるのに必要な食物繊維

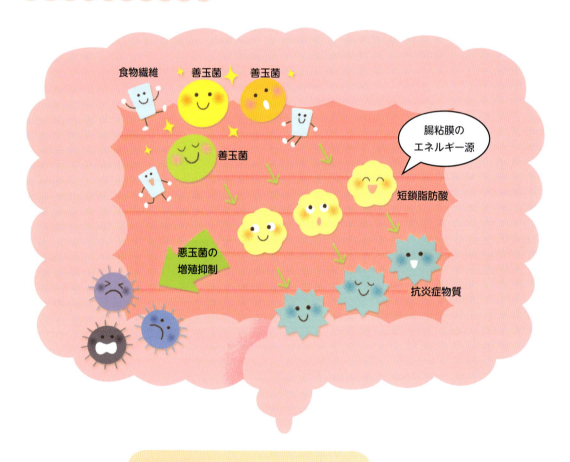

水溶性食物繊維は、善玉菌によって分解され、短鎖脂肪酸を作ります。
短鎖脂肪酸は、腸の粘膜細胞のエネルギー源となるだけでなく、抗炎症物質を生成したり、悪玉菌の増殖を抑えて、腸を守ります。

▶食物繊維はどんなものに含まれるの？

食物繊維は、野菜、くだもの、海藻、きのこ、いも、穀類など、ほぼすべての植物性の食品に含まれています。

自然の食品には、不溶性繊維と水溶性繊維の両方が含まれます。

腸管炎症や狭窄があって制限が必要な場合は、水溶性繊維だけを含む食品はないため、不溶性繊維の多いものを控えたり、調理の工夫（皮をむく、きざむ、つぶす、おろす、やわらかく煮る）や、よく噛んで食べるなどして腸への刺激を減らすようにします。

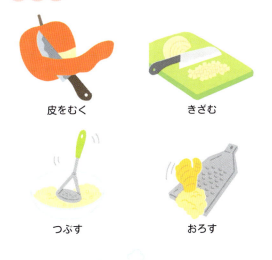

料理の工夫

皮をむく　　きざむ

つぶす　　おろす

やわらかく煮る

水溶性繊維については市販の粉末繊維を利用して不足を補うこともできます。

食物繊維を含む食品

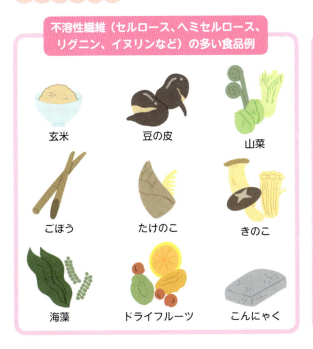

不溶性繊維（セルロース、ヘミセルロース、リグニン、イヌリンなど）の多い食品例

玄米　豆の皮　山菜
ごぼう　たけのこ　きのこ
海藻　ドライフルーツ　こんにゃく

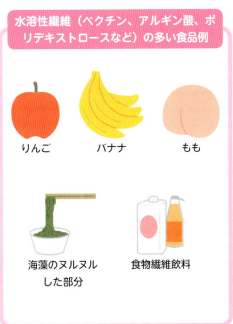

水溶性繊維（ペクチン、アルギン酸、ポリデキストロースなど）の多い食品例

りんご　バナナ　もも
海藻のヌルヌルした部分　食物繊維飲料

▶腸管を刺激するものを控える

　腸管を刺激するものを食べると、下痢を誘発することがあります。**暴飲暴食**することや、**脂肪の多い食事**を続けることは、多くのIBDの患者さんにとって腸管への強い刺激となり、調子をくずすきっかけになりやすいです。

注意 ⚠

何が刺激になるかは人によって異なります。また、少量であれば問題なく摂取できる場合もあります。何でも制限するのではなく、**合わないとわかっているものだけを控える**ようにしましょう。

腸管の刺激になる場合があるもの

- 香辛料やコーヒーなどの刺激物、炭酸飲料
- 冷たすぎるもの、酸味の強すぎるもの
- 乳糖不耐症(にゅうとうふたいしょう)がある場合は牛乳・乳製品
- 腸管炎症や狭窄がある場合は不溶性食物繊維

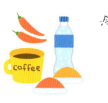
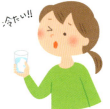

乳糖不耐症って？

　乳糖（ラクトース）はガラクトースとブドウ糖（グルコース）が結合した2糖類で、母乳や牛乳などに含まれる栄養素です。乳糖は小腸粘膜に存在する乳糖分解酵素（ラクターゼ）によって分解されて小腸粘膜より吸収されますが、乳糖不耐症では、この乳糖分解酵素が生まれつき欠損したり、少量しか産生されなかったり、腸炎などにより二次的に酵素活性が低くなって、小腸での乳糖の分解がうまくいかずに下痢を引きおこします。

プロバイオティクスって？

　腸管免疫を維持するためには、乳酸菌に代表される善玉菌のはたらきが欠かせません。善玉菌およびそれらを含む食品をプロバイオティクスと言い、ヨーグルト、納豆、みそ、漬け物などの発酵食品から摂取することができます。

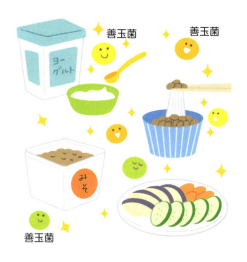

❸成長に必要なエネルギー・栄養素の確保

潰瘍性大腸炎（寛解期）では、年齢、体格相応に標準量のエネルギーおよび各種栄養素を通常の食事で十分に摂取します。

クローン病（寛解期）では、年齢、体格相応に標準量のエネルギーを摂取しますが、脂肪摂取量の制限があるため、たんぱく質と炭水化物のエネルギー摂取比率が高くなります。

▶たんぱく質

食事性のたんぱく質は抗原性が強いため過剰摂取を避け、成分栄養剤（エレンタール®）を併用することで腸管への刺激を軽減し、過不足なく摂取できます。また、たんぱく質の食材は通常、脂肪を多く含むため、脂肪酸バランスのよい魚を中心に摂取します。

クローン病では、なぜ成分栄養剤（エレンタール®）を使うの❓

エレンタール®は、クローン病のこどもたちが成長に必要な栄養を十分に得るために、とても適した栄養を含んでいます。

・一定量以上の摂取を継続することで、寛解維持効果があります。
・食事と併用することで、脂肪を制限しながら、成長に必要なエネルギー、たんぱく質（アミノ酸）、ビタミン、ミネラルを補うことができます。
・小児においては、重篤な成長障害を防ぐために寛解維持と十分な栄養摂取は重要です。

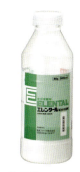

（画像提供：
EAファーマ株式会社）

| きわめて低脂肪 | → | 腸管を安静にする |

| たんぱく質はすべてアミノ酸 | → | 抗原性がなく免疫異常を是正する |

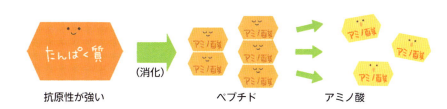

| グルタミンを多く含む | → | 腸粘膜の重要な栄養源 |

▶**炭水化物**

必要エネルギーの65％以上を十分に摂取します。

▶**ビタミン・ミネラル**

年齢相応に十分に摂取します。鉄、亜鉛、セレン、カルシウム、葉酸、銅、マグネシウム、ビタミンA・B・Dは欠乏しやすいため、食事でそれらの栄養素を多く含む食品を摂取するようにします。

不足しやすい栄養素を多く含む食品例

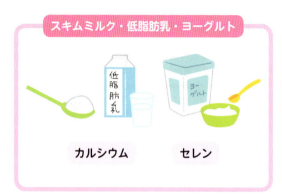

スキムミルク・低脂肪乳・ヨーグルト
カルシウム　セレン

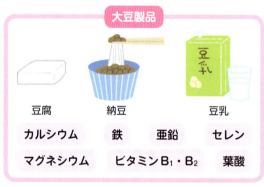

大豆製品
豆腐　納豆　豆乳
カルシウム　鉄　亜鉛　セレン
マグネシウム　ビタミンB_1・B_2　葉酸

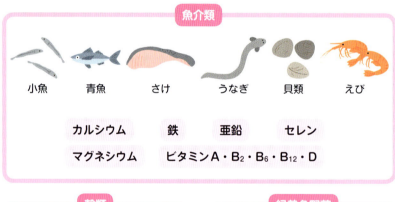

魚介類
小魚　青魚　さけ　うなぎ　貝類　えび
カルシウム　鉄　亜鉛　セレン
マグネシウム　ビタミンA・B_2・B_6・B_{12}・D

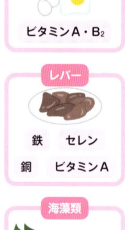

たまご
ビタミンA・B_2

レバー
鉄　セレン
銅　ビタミンA

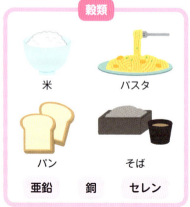

穀類
米　パスタ
パン　そば
亜鉛　銅　セレン

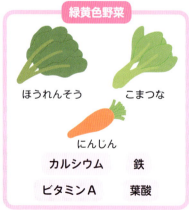

緑黄色野菜
ほうれんそう　こまつな
にんじん
カルシウム　鉄
ビタミンA　葉酸

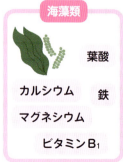

海藻類
葉酸
カルシウム　鉄
マグネシウム
ビタミンB_1

❹学校給食

潰瘍性大腸炎の場合は、特に制限はありませんので標準量で偏食せずに食べましょう。学校給食（小学校高学年）は給食1食当たりの脂肪量が20～25ｇとなり、クローン病の場合は、1食当たりの脂肪量を10ｇ程度におさえることが望ましいため、調整が必要になります。

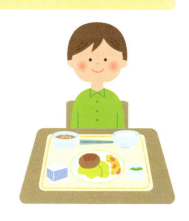

小学校高学年の標準給与量（目安）

総量			エネルギー 730kcal	たんぱく質 28g	脂肪 20～25g
牛乳　200mL			140kcal	7g	8g
主食	ごはん　200g		330kcal	5g	0.6g
	パン　100g		280kcal	9g	4g
おかず　ほか			290kcal	15g	10～17g

潰瘍性大腸炎（寛解期）の食べ方例
- 制限なし
- 偏食せずに標準量で食べる

クローン病（寛解期）の食べ方例
- 牛乳を飲まない（脂肪量を減らすため）
- パンの日はごはんを持参する（脂肪量を減らすため）
- 脂肪量の多い日のおかずは量を減らす
  （食べずにちがうものを持参する）
- エレンタール®を持参して飲む（帰宅後に家で飲む）

潰瘍性大腸炎も、クローン病も、からだに合わないとわかっている食材は食べないことが基本です。

13歳クローン病男児の実際の学校給食と家庭の食事の調整例

〔学校との給食連絡ノート〕

母親が給食内容を確認し学校へ給食連絡ノートで食べ方を指示。
n-6系脂肪酸が過剰になる場合や児に合わないメニューの日は弁当を持参。

日付け	1月15日（月）	1月16日（火）	1月17日（水）
学校給食メニュー	ごはん さわらの照り焼き 白玉雑炊（豆腐・野菜） 黒豆 牛乳	うずまきパン ポトフ（鶏・ベーコン） ウインナーのケチャップ和え ココアマーガリン 牛乳	深川めし 肉団子スープ フルーツヨーグルト 牛乳
家庭からの食べ方指示	全部食べます。 ごはんは少なめに盛り付けてください。	給食を食べずにお弁当を持参します。 〈代替え弁当〉 おにぎり ゆでたまご1/2個 かぼちゃの煮物 キウイフルーツ ※牛乳は飲みません。 代わりに、エレンタール®300mLを持参して食事前に飲みます。	肉団子スープは食べません。 深川めしとフルーツヨーグルトは全量食べます。

〔給食の調整前と調整後（エレンタール®含む）の栄養量と脂肪酸バランス〕

	調整前	調整後	調整前	調整後	調整前	調整後
エネルギー	864kcal	909kcal	791kcal	784kcal	900kcal	894kcal
たんぱく質	36.5 g	41.1 g	31.5 g	23.9 g	35.0 g	30.4g
脂肪	20.8 g	12.7 g	41.2g	3.9 g	19.5g	4.0 g
n-6/n-3比	2.00	2.04	12.50	7.69	5.56	5.00

〔同日の家庭での食事〕

家庭の食事で脂肪酸バランスを調節。

朝食	ごはん しらす干し りんご1/4個 バナナ1/4本 エレンタール®　300mL	ごはん 味付けのり ゆでたまご1/2個 りんご1/4個 バナナ1/4本 エレンタール®　300mL		ジャムサンド 粉ふきいも りんご1/4個 バナナ1/4本 エレンタール®　300mL
夕食	ごはん おでん （たまご1個、厚揚げ、鶏むね肉皮なし、さつまあげ、だいこん、じゃがいも、こんにゃく） エレンタール®　300mL	ごはん さばの塩焼き 納豆 野菜炒め（なたね油使用） エレンタール®　300mL		ごはん さけ塩焼き 白和え 山いもたんざく エレンタール®　300mL
間食	せんべい	もも（缶詰）		フルーツゼリー

〔1日の総栄養量と脂肪酸バランス〕

エネルギー	2,280kcal	2,195kcal	2,339kcal
たんぱく質	100.4 g	85.0 g	91.8 g
脂肪	25.5 g	27.0 g	13.2g
n-6/n-3比	3.13	2.50	2.94

❺おやつ

　クローン病では脂肪の摂取量が限られるため、おやつも高脂肪のものを避ける必要があります。市販の菓子類では、成分表示を確認する習慣をつけ、日頃は１食脂肪２〜３ｇくらいを目安に選択します。

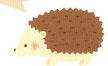

油を減らした手作りおやつなどのレシピを紹介します。

油を使わない簡単ポテトチップスの作り方

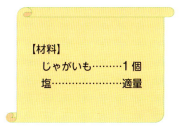

【材料】
　じゃがいも……… １個
　塩……………… 適量

①じゃがいもをスライサーでスライスする。

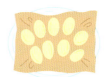

②電子レンジの皿にクッキングシートを敷き、スライスしたじゃがいもを重ならないように並べる。

かぼちゃ、れんこん、りんごなどを使っても、おいしく作れます。

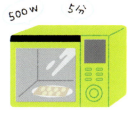

③電子レンジ500Wで約5分間加熱する（加熱不足の場合は20〜30秒ずつ再加熱。途中で裏返すときれいにできる）。

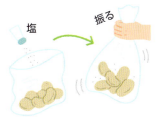

④ビニール袋に③のチップスと塩を入れて振る。
＊塩の代わりに、青のり塩、コンソメの素、カレー粉などを使ってもおいしい！

❻調理済食品・外食を上手に利用しよう

　栄養療法を継続するには、上手に調理済み食品や外食を取り入れたり、イベントでの食事を楽しむことも必要になります。

> **調理済食品・外食利用のポイント**
> ●脂肪の質や量を考えながら外食料理を選択しよう
> 　（洋食より和食を選ぶ、肉より魚介類・大豆製品を選ぶ、量が多ければ残す、ドレッシング類はノンオイルを選ぶ）
> ●外食の前後の食事で脂肪摂取量を減らして1日の総量を調節しよう
> 　（外食以外はエレンタール®を飲んで、腸管を休める方法もある）
> ●調理済み食品を購入する場合で、適当なものがない時は、市販のクローン病用のレトルト食品を利用する方法もある

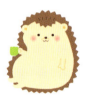

食べられないものばかり、がまんしてばかりは疲れてしまいますね。
ポイントをおさえておけば、外食も楽しむことができます。

5章 手術療法

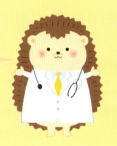

どんな場合に手術が必要か、手術前から手術後までの流れや手術方法、合併症、手術後の経過について説明します。

1 どんな場合に手術になるの？

はじめに、この章を読み進める前に、患者さんの病気は潰瘍性大腸炎なのかクローン病なのか、そして、病気の場所は口、食道、胃、十二指腸、小腸（空腸、回腸）、大腸（結腸、直腸）、肛門のどこにあるのかを再確認してください。

どんな場合に手術になるか？ 手術を行わないといけないか？ 行ったほうがよいか？ 手術を行う理由を **"適応"** といい、手術を必ず行うべき場合を **"絶対適応"**、現在の内科的治療よりも手術を行ったほうがよいと考えられる場合を **"相対適応"** といいます。

内科の先生は、ある日突然手術のことを思い立ち患者さんや家族に話すのではなく、手術が必要になるかどうかを考えながら内科的治療を行っています。相対適応で手術を行う場合は、患者さん本人、家族、先生で、じっくり話し合うことが大切です。

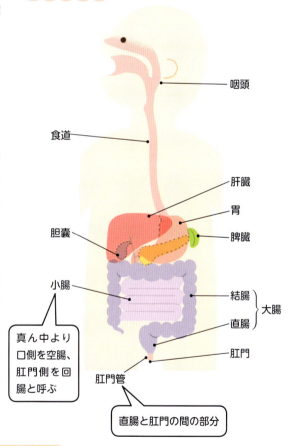

病気の場所は？

- 咽頭
- 食道
- 肝臓
- 胃
- 胆嚢
- 脾臓
- 小腸（真ん中より口側を空腸、肛門側を回腸と呼ぶ）
- 結腸 ┐
- 直腸 ┘ 大腸
- 肛門
- 肛門管（直腸と肛門の間の部分）

絶対適応は、命にかかわってくる状態です。相対適応は、潰瘍性大腸炎・クローン病の症状や内科的治療の副作用などで、学校や社会での生活に問題がある状態です。

小腸・大腸の長さ

	小中学生	高校生以上
小腸	4～5m	5～6m
大腸	1.2m	1.5m

❶潰瘍性大腸炎の手術適応

潰瘍性大腸炎で必ず手術をしなければならない場合（絶対適応）と、状態によっては手術の必要がある場合（相対適応）には、次のようなものがあります。

▶**絶対適応**

・大量出血
・穿孔、中毒性巨大結腸症
・強力な内科的治療が効かない重症例
・大腸がんおよび高度異形成

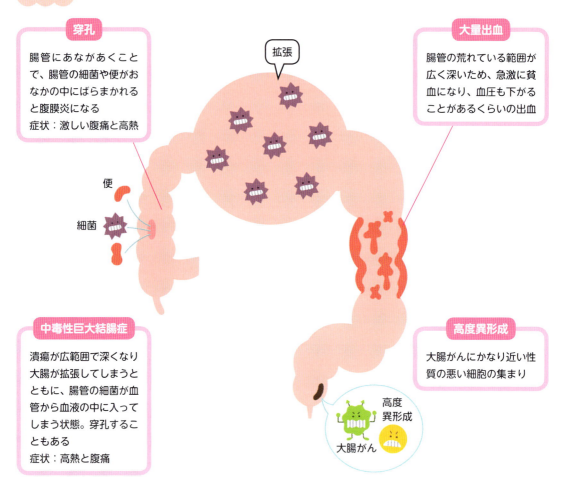

▶相対適応

・内科的治療の効果が不十分な難治例で、腹痛、頻回の排便、血便などで日常社会生活が困難な場合
・ステロイドや免疫調整薬などの内科的治療で重症の副作用が発現した場合（例えば、ステロイドの重症の副作用で、骨が弱くなる骨そしょう症や、視力に影響する緑内障や白内障になった時など）
・内科的治療に抵抗する腸管外合併症（成長障害など）がみられる場合

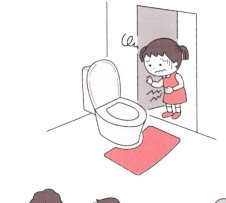

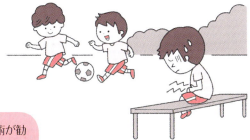

重症の副作用が出現する前の手術が勧められます。これに関しては、3章の薬物療法を参考にしてください。

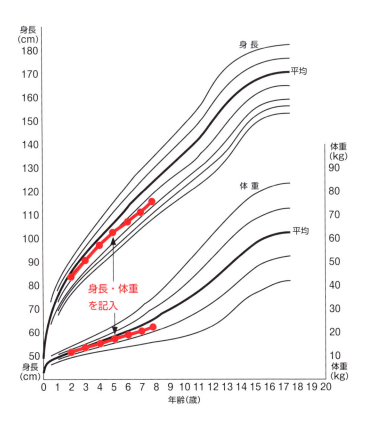

潰瘍性大腸炎・クローン病の内科的治療の期間は、必ず成長曲線を記録してください（→p.17）。

❷クローン病の手術適応

クローン病の絶対的手術適応と、相対的手術適応には、次のようなものがあります。

▶絶対適応

- 大量出血
- 穿孔、中毒性巨大結腸症
- 内科的治療で改善しない腸閉塞（狭窄や内瘻が原因）
- 膿瘍（腹腔内、後腹膜）
- 小腸がん、大腸がん、肛門のがん、および高度異形成

絶対適応

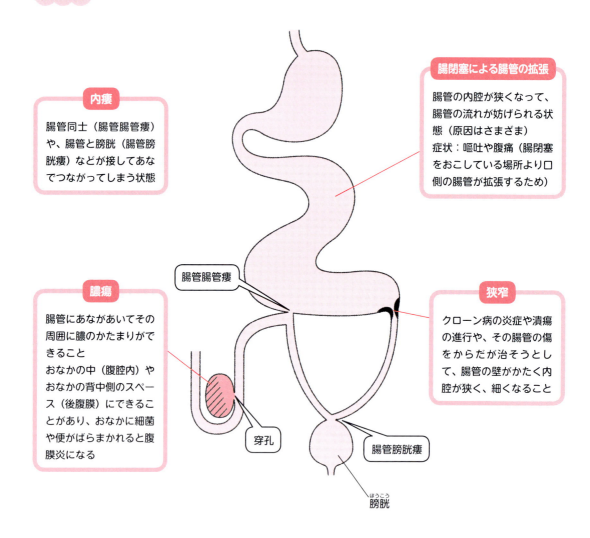

▶**相対適応**

- 内科的治療の効果が不十分な難治例で、腹痛・頻回の排便・血便などで日常社会生活が困難な場合
- ステロイドや免疫調整薬などの内科的治療で重症の副作用が発現した場合
- 内科的治療に抵抗する腸管外合併症（成長障害など）がみられる場合
- 内瘻
- 肛門周囲膿瘍などの皮膚の下の膿瘍と外瘻
- 難治性直腸肛門部病変（出血、狭窄、外瘻など）による排便障害

内科的治療の効果が不十分で、血便・下痢や肛門の痛みがひどい場合などは、人工肛門（ストーマ）造設を行うことがあります。

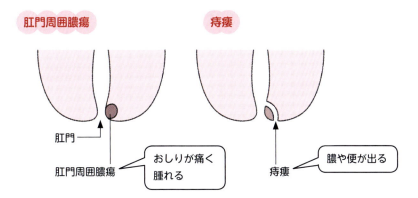

外瘻って❓

外瘻は、腸管と皮膚が管（瘻管）でつながってしまう状態です。
腸管皮膚瘻は腸管とおなかの皮膚、痔瘻は腸管（おもに直腸）と肛門周囲の皮膚での外瘻です。

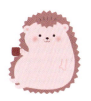

2 手術を受ける場合の流れ

潰瘍性大腸炎・クローン病の手術は、あらかじめ手術日を決めて行う"予定手術"が多いですが、大量出血や穿孔による腹膜炎、中毒性巨大結腸症など、患者さんの状態が重症な場合は、すぐに入院して"緊急手術"を行う場合もあります。

ここでは、予定手術を受ける場合の流れの例を説明します。

手術前の検査・手術と麻酔の説明

手術の説明はおもに外科の先生からなされ、麻酔については麻酔科の先生や外科の先生から説明があります。

最終的には、患者さん本人や両親などの保護者による書類での「手術への同意」がないと、手術を受けることはできません。同意書という書類に、住所や名前などを記載しカルテに残します。

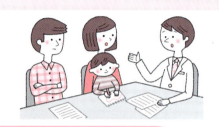

手術への同意とは、医師が説明する手術の方法や麻酔の方法、輸血、おこる可能性のある合併症、手術後の生活などに関することを理解・納得して、医師と協力して乗り切ることの覚悟を医師に伝えることです。

術前検査

手術を受ける患者さんの全身状態を調べるために、診察と採血、レントゲン（X線）検査などを行い、炎症性腸疾患の腸管と合併症を調べるために内視鏡検査、造影検査、CT検査、MRI検査などを行います。手術を行ううえで必要のない検査は行いません。

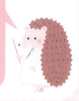

くわしくは外科の主治医の先生に聞いてみてください。
外科の先生たちは、手術が成功するようにしっかり検査を行って作戦を練ります。

単純レントゲン検査

心臓や肺の状態をチェックする

採血	内視鏡検査・造影検査・CT検査・MRI検査（→2章）
貧血の程度、肝機能、腎機能、栄養状態、細菌感染の有無、血液型、凝固機能（血を止めるはたらき）などをチェックする	腸管の炎症や、出血、狭窄、内瘻、外瘻、膿瘍などの状態をチェックする。潰瘍性大腸炎かクローン病か、そして病変の種類と位置によって検査の種類や方法も異なる

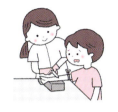
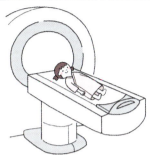

手術の当日

　手術が始まる数時間は絶食・絶飲の時間がありますが、患者さんの状態や病院によって異なります。この時間が一番ドキドキすると思いますが、テレビを見たり、ゲームをしたり、音楽を聴いたり、本を読んだりしてもかまいません。手術を受けるための服に着替えたり、手術前に点滴を入れたりすることもあります。これも施設によって異なります。

　手術時間が近づいてきたら、入院病棟から手術室へ向かいます。主治医の先生や、看護師さん、病棟スタッフさんだけでなく、両親や家族と一緒に出発です。手術室へは、歩いたり、車いすで行ったり、ベッドで行ったりと、患者さんの状態で異なります。ただし、手術室の中には、両親だけしか入れないことが多いです。

　さあ、いよいよ手術室の中に入りますが、施設によっては、看護師さんや病棟スタッフが手術室の写真やビデオを使って説明してくれたり、実際に見学したりできる場合もあります。さらに、患者さんの手術を担当してくれる手術室の看護師さんが会いに来てくれる時もあります。手術室に入る前に、患者さんの名前や手術をする部位を尋ねられる時があります。

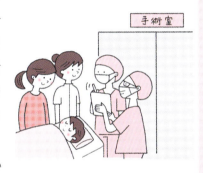

> 手術室に入ると、麻酔の先生や手術室の看護師さんが待っています。ぼうしとマスクでかくれていても、笑顔で迎えてくれているので、心配しないでくださいね。

麻酔の開始

麻酔の前にも、患者さんの名前や手術をする部位を尋ねられる時があります。

全身麻酔は、患者さんの鎮痛（痛みをなくす）、鎮静（眠った状態にして手術の嫌な記憶を残さない）、筋弛緩（からだを動かさないようにする）をしっかり行って、安全に手術ができるようにします。したがって、手術中はおなかを切って痛みを感じることはありません。

点滴は、鎮痛薬や鎮静薬、筋弛緩薬、その他の薬剤を投与することに使用し、静脈麻酔ともいわれます。また、全身麻酔の始めに使用されることもあります。手術では、硬膜外麻酔が行われることもあります。

全身麻酔

鎮静薬や筋弛緩薬を使用しているので、呼吸をする筋肉も動かない。そのため、人工呼吸器という機械で空気や酸素を吹き込んで、肺を膨らませて人工呼吸を行う必要がある

麻酔科の医師は患者さんの気管に気管チューブを留置（気管挿管）し、人工呼吸器に接続し管理する

人工呼吸管理

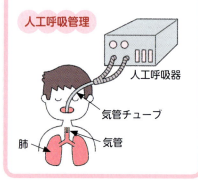

硬膜外麻酔

背骨の中にある神経（脊髄）の近くまで針を刺し、その中に細くやわらかいカテーテルを通し、脊髄を包んでいるかたい膜（硬膜）の外側（硬膜外腔）にカテーテルを留置し、そこから麻酔薬を注入する手技

全身麻酔の前か、全身麻酔の後（麻酔で患者さんが眠ってから）、手術ベッドの上で横になって膝を抱える体位で麻酔科の医師が留置する

麻酔薬を持続で注入することにより手術で切るおなかの部分だけ痛みを取り、また、手術後も傷の痛みをやわらげることに利用できる

硬膜外麻酔時の体位

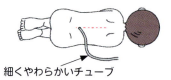

細くやわらかいチューブ

マスクを口と鼻を覆うように当てて、患者さんにスーハースーハーと少し大きく呼吸をしてもらうか、点滴から薬を入れる静脈麻酔で麻酔が始まります。患者さんはあっという間に眠ってわからなくなります。その後、気管挿管が行われ本格的な麻酔状態になります。

モニターって❓

　麻酔中は、心臓が正常に動いているか、血圧は普通より高くなったり低くなったりせず安定しているか、からだのすみずみまで人工呼吸器からの酸素が届いているかを、まず知ることが重要です。そのために、胸に小さなワッペンのようなものを3個つけ（心電図の電極）、血圧計のカフというベルトを上腕に巻き、指を軽く挟む洗濯バサミみたいなもので血液中の酸素の割合を測定します。これらはモニターといわれ、モニター画面にその変化が出て麻酔科の先生が見ていますし、ちょっとでも異常があれば大きな音が出て麻酔科の先生に知らせます。麻酔や手術では、ほかにも点滴やカテーテルが使用されることがあります。

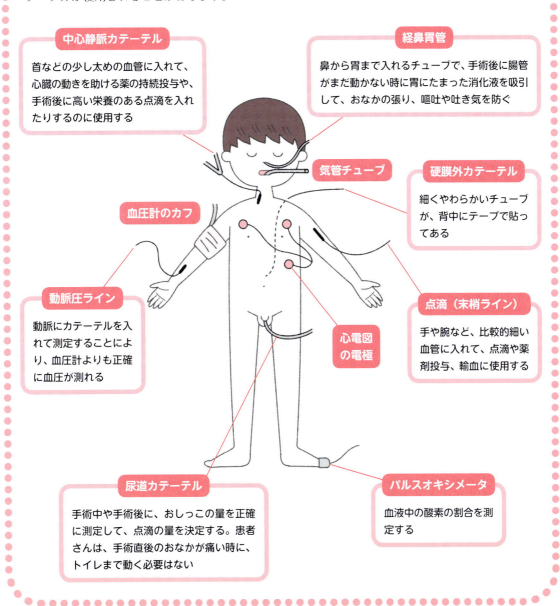

中心静脈カテーテル
首などの少し太めの血管に入れて、心臓の動きを助ける薬の持続投与や、手術後に高い栄養のある点滴を入れたりするのに使用する

経鼻胃管
鼻から胃まで入れるチューブで、手術後に腸管がまだ動かない時に胃にたまった消化液を吸引して、おなかの張り、嘔吐や吐き気を防ぐ

血圧計のカフ

気管チューブ

硬膜外カテーテル
細くやわらかいチューブが、背中にテープで貼ってある

動脈圧ライン
動脈にカテーテルを入れて測定することにより、血圧計よりも正確に血圧が測れる

心電図の電極

点滴（末梢ライン）
手や腕など、比較的細い血管に入れて、点滴や薬剤投与、輸血に使用する

尿道カテーテル
手術中や手術後に、おしっこの量を正確に測定して、点滴の量を決定する。患者さんは、手術直後のおなかが痛い時に、トイレまで動く必要はない

パルスオキシメータ
血液中の酸素の割合を測定する

5章　手術療法

手術開始

　麻酔が十分効き、患者さんが痛みも感じず眠っていることを麻酔医が確認し、外科医に伝えて手術が開始されます。

　手術をする医師や看護師さんも、手術用のぼうしをかぶりマスクをして、手の消毒をしっかり行い、滅菌された手袋と手術着を着て手術を行います。手術を行う人しか周りには近づけません。

　手術の体位は、あおむけで脚を伸ばす仰臥位(ぎょうがい)と、脚を開く砕石位(さいせきい)があります。手術の前には、手術をするおなか全体（おしりを手術する時はおしりも）の皮膚を消毒し、滅菌（菌がいない）された紙の布で頭の上から足先まで、手術をするところを除いてからだ全体を覆います。

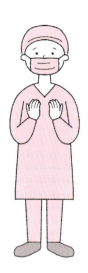

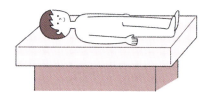
仰臥位

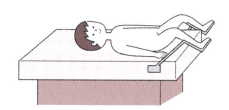
砕石位

たくさんの手術方法があり、方法によって手術時間は異なります。主治医の先生に聞いてみてください。

3 どんな手術をするの？

潰瘍性大腸炎・クローン病の手術を行う場所により、おなかの手術（開腹操作）と、おしりの手術（肛門操作）があります。

開腹操作では、普通の開腹手術と、小さな切開で手術を行う内視鏡手術（腹腔鏡手術）があります。

開腹手術と内視鏡手術の比較

	開腹手術	内視鏡手術
切開創	大きい	小さい
手術時間	短い	長い
緊急手術時	選ばれる	選ばれない

外科の医師は、できるだけ小さい切開で行うことを心がけていますが、確実な手術を行うことが大切ですので、よく相談してください。

❶ 潰瘍性大腸炎の手術

▶ **手術の方法**

潰瘍性大腸炎の手術では、大腸を全部取り（大腸全摘）、回腸の最後の部分を英語のJの形にして、肛門、または、肛門管につなげる（吻合する）、J型回腸嚢肛門（肛門管）吻合を行います。

J型回腸嚢は、J型に曲げた腸管同士をつなげることによりつくった袋で、便をある程度ためてから出すようにする工夫です。

回腸嚢肛門管吻合と回腸嚢肛門吻合はどちらがよいかはまだわかっていません。

回腸嚢肛門管吻合は、回腸嚢肛門吻合に比べて、排便回数はやや少ないですが、少し直腸粘膜が残るため、潰瘍性大腸炎の炎症が残存する可能性があるといわれています。

また、回腸嚢肛門管吻合は、器械吻合でないとできませんので、小児の患者さんでは器械が肛門から入るくらいの体格の大きさが必要です。主治医の先生とよく相談してください。

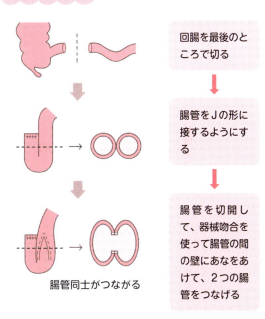

▶ **手術の回数**

　大腸全摘とJ型回腸嚢肛門（肛門管）吻合を、段階的に分けてちがう日に手術を行うことを分割手術といいます。各段階の手術の間隔は目安的な期間を記しましたが、患者さんの状態や施設によって異なります。

一期的根治術

- 大腸全摘とJ型回腸嚢肛門（肛門管）吻合を1回（一期的）に行う方法で、一時的人工肛門は造設しない
- 全身状態が落ち着いておりステロイド投与量も比較的少ない時に、施設によっては選択される

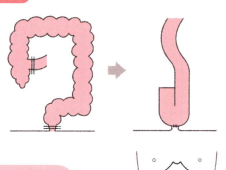

J型回腸嚢肛門（肛門管）吻合の縫合不全などを発症した場合は、腹膜炎や排便機能の悪化に直結する可能性があるため、緊急で人工肛門造設を行います。

二期的根治術

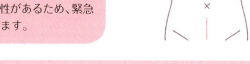

一期目の手術で大腸全摘＋J型回腸嚢肛門（肛門管）吻合と、肛門から約30〜50cm口側に一時的人工肛門を作成する

J型回腸嚢肛門（肛門管）吻合に問題がないことを確認し、おおよそ2〜3カ月後の二期目の手術で人工肛門を閉鎖して、根治術が完成

分割手術では、一番多く選択される方法です。

三期的根治術

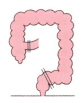

三期的根治術は、緊急症例（大出血、穿孔性腹膜炎、中毒性巨大結腸症）や、低栄養症例、小児で多い診断未確定（クローン病かどうか）の症例などで選択されます。

一期目の手術

S状結腸粘液瘻造設術

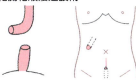

ハルトマン手術

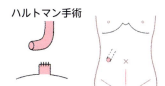

- 一期目の手術では大腸亜全摘と、直腸断端閉鎖術、または、S状結腸粘液瘻造設術が選択される
- S状結腸粘液瘻（小さな人工肛門）を選択した場合は、体表に粘液瘻があり粘液が腸管から出てくることがあるので、ガーゼなどを当てておく必要があるが、そこから座薬や浣腸液の投薬や生理食塩水での洗浄が可能
- 直腸断端閉鎖術（ハルトマン手術）を選択した場合は、体表の粘液瘻がないが、残存直腸の炎症により大出血や腹腔内穿孔を発症するリスクがある

二期目の手術

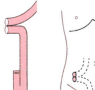

- 潰瘍性大腸炎に対しては、おおよそ2〜3カ月後に二期的手術としてS状結腸直腸切除とJ型回腸嚢肛門（肛門管）吻合と、肛門から約30〜50cm口側に一時的人工肛門を作成する

三期目の手術

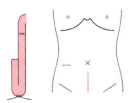

- J型回腸嚢肛門（肛門管）吻合に問題がないことを確認し、おおよそ2〜3カ月後の三期目の手術で人工肛門を閉鎖して根治術が完成

診断未確定例の場合は、摘出された大腸の詳細な病理的評価を行います。
クローン病の診断となれば、潰瘍性大腸炎の手術は施行せず、直腸を残す回腸直腸吻合を行いクローン病の内科的治療を継続することになります。

❷クローン病の手術

栄養吸収を行う小腸に病変が多いため、できるだけ腸管切除を避けるような手術をします。

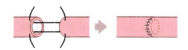

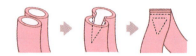

腸管切除は、内瘻部分や重症の狭窄がある場合にのみ選択され、できるだけ短い範囲を切除します。腸管を切除した後の腸管吻合は、吸収糸を用いた手縫い吻合や、器械吻合が行われます。

▶狭窄に対する手術

狭窄の程度よっては、内視鏡検査を行いながら、バルーンという風船を膨らませて治療できる場合がありますので、内科や外科の先生に相談してください。

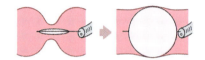

腸管を切除せず狭窄部を切開して、吻合のあなが大きくなるように縫合する手技を狭窄形成術と呼びます。狭窄が連続してたくさんある場合は、腸管切除をしなくてはならない時もあります。

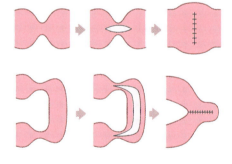

▶人工肛門（ストーマ）造設

クローン病では、腸管が穿孔した場合は穿孔した場所の腸管を人工肛門部とします。また、栄養が悪い状態で複数の腸管切除や狭窄形成術を行った場合や、直腸肛門病変が強い場合には、その口側の腸管に人工肛門造設を行う時があります。

腸管穿孔時の人工肛門造設

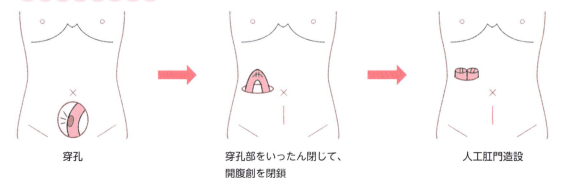

穿孔 → 穿孔部をいったん閉じて、開腹創を閉鎖 → 人工肛門造設

▶肛門部への手術

肛門周囲膿瘍（肛門の周囲に膿瘍）ができた場合は、細菌の増殖をおさえる抗菌薬の投与や膿瘍切開が必要です。

クローン病の痔瘻は、数が多く方向も複雑で再発を繰り返す場合が多く、右図のように細くやわらかいテープを通すシートン法を行うことがあります。こうすることで、膿が肛門の周囲から外に出やすくなり、筋肉を含めた組織の損傷を軽くします。治ってきたらテープを外側から順番に抜いていきます。

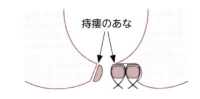
シートン法

❸手術後の管理

手術の方法によって、おなかの切開創や人工肛門の有無や位置は変わってきます。

ドレーンはおなかの中に残っている水を吸引する役割で、2～3日後には抜去することが多いです。また、肛門には、J型回腸嚢肛門（肛門管）吻合の破裂を防ぐためのカテーテルが入っています。

手術室で、胸とおなかのレントゲン写真を撮影して問題がなければ、麻酔科の医師が患者さんの麻酔を覚まします。気管チューブが抜けて人工呼吸器から外れて、患者さんが自分でしっかり呼吸できることが確認されたら麻酔も終了です。

入院病棟で待っていた家族と一緒に看護師さんが迎えにきてくれます。この時点では、麻酔の影響でボーッとしている場合が多いと思います。

手術室を出ると、患者さんの重症度や術後の状態により、集中治療室やリカバリールーム、もとの入院部屋へ戻ります。

手術の翌日以降、全身状態の回復や腸の状態にもよりますが、できるだけ早い時期に水を飲み、ごはんが食べられるようになるのが理想です。

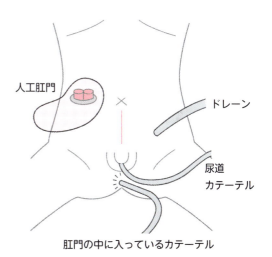
潰瘍性大腸炎の二期分割手術の一期目の手術後（開腹）

手術後は、おなかやおしりに痛みがありますが、やわらげるために薬を投与しますので、医師や看護師さんに相談してください。

❹手術後の生活で注意すること

　口から摂取した栄養や水分のうち、小腸では栄養の99％と水分の80％が吸収され、大腸では残りの栄養1％と水分20％が吸収されます。つまり、潰瘍性大腸炎で根治術が終わると、患者さんのからだの中では、大腸が全部なくなって回腸が肛門につながっていますので、肛門からは下痢便か泥のような便が出ます。一日の排便回数は3～8回くらいで、夜眠っていると少し便が漏れることもあります。クローン病の手術後は、腸管を小さい範囲で切った場合、大きな範囲で切った場合、肛門の手術を行った場合など手術の内容によって大きく異なります。

　したがって、手術後には、主治医の先生から処方された薬の内服を確実に行い、暴飲暴食や夜遅くの食事摂取や冷たい飲み物やアイスの大量摂取はやめ、朝早く起きて規則正しい生活をすることが大切です。また、風邪をひいておなかをこわすと下痢が多くなるので、日頃からうがいや手洗いで風邪を予防することも大切です。

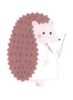

- 暴飲暴食はやめましょう！
- 夜遅い食事摂取はひかえましょう。
- 朝早く起きて規則正しい生活をしましょう。
- 冷たい飲み物やアイスはひかえめにしましょう。
- うがいと手洗いで風邪を予防しましょう。

4　手術にはどんな合併症があるの？

ここでは、手術後の合併症で代表的なものだけ説明します。そのほかのおこりうる合併症については、担当する麻酔科医や外科医に尋ねてください。
ストーマ合併症については、次の項で説明します（→p.74）。

❶創感染

　潰瘍性大腸炎やクローン病などの炎症性腸疾患（IBD）は、小腸や大腸のほかの手術に比べて、細菌感染による合併症が多く発生します。おなかの切開創やストーマの周りの皮膚の創にも感染をおこします。感染をおこすと創が赤く腫れたりチクチクしたりします。

　その理由は、IBDでは、細菌がたくさんいる腸管を手術するうえに、ステロイドや免疫調整薬は患者さんの免疫力を低下させるためです。さらに、貧血や長期間の栄養摂取不足により栄養状態が悪く感染の原因になります。

　創感染に対しては、縫った創を開けて膿を出したり、創を生理食塩水などで洗浄したり、感染した糸を抜くことによる治療を行います。

❷縫合不全

　腸管を縫合して閉鎖したところから、腸液が漏れることを縫合不全と呼びます。術後の発熱などをきっかけに、造影検査を行い発見されることがあります。IBDは腸管壁で縫合したところに感染しやすく、また、ステロイドや低栄養は縫ったところをくっつきにくくするため、小腸や大腸のほかの手術に比べて縫合不全も発生しやすいです。

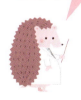

J型回腸嚢肛門（肛門管）吻合では縫合不全がおこる場所が3カ所あるので、二期分割手術では予防的に口側に一時的人工肛門をつくります。

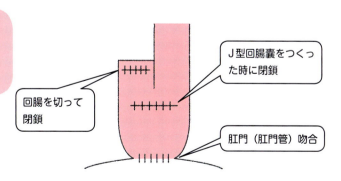

- 回腸を切って閉鎖
- J型回腸嚢をつくった時に閉鎖
- 肛門（肛門管）吻合

❸ 腹腔内・骨盤内膿瘍

　腹腔内膿瘍は、細菌の集まりがおなかの中や骨盤の中にできてしまうことですが、創感染や縫合不全と同様にIBDでは発生しやすいです。発熱や腹痛、肛門痛などで発症し、CT検査やMRI検査などで発見されます。なるべく早く見つけ抗菌薬投与の治療を行い、もし効かないようならば、膿瘍を針で突いてカテーテルを留置し膿を出す（ドレナージ）、または、手術が必要です。

　膿瘍が発生して治療が有効でないと、腸管を縫合したところとつながってしまうことがありますので、早めの治療が必要です。

　そして、まれに手術後数年たってから腹腔内・骨盤内膿瘍が明らかになる場合もあります。

❹ 腸閉塞

　術後の腸閉塞は、腸管同士がくっついて曲がってしまったりねじれたりして、腸の流れが途中で止められます。人工肛門から便が出なくなる場合もあります。腹痛やおなかの張り、嘔吐などの症状が出ます。

　一時期の絶食で治る場合もありますが、腸液や腸管の中の空気を吸引するために鼻から小腸に長いチューブを入れる方法や、人工肛門からカテーテルを入れて吸引する方法、そして手術が必要になることもあります。

　クローン病は、内瘻や狭窄により腸閉塞を発症することは先に述べました。手術後も再発しないように内科的治療を続けることが大切です。

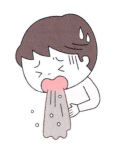

❺ 回腸嚢炎

　回腸嚢に炎症がおこり、便回数の増加、下痢の悪化、血便、腹痛などの症状があります。症状と内視鏡検査で診断します。手術後約3年経過のうちで約30％に発症する比較的多い合併症です。細菌感染が関係しているためほとんどは抗菌薬の投与で改善します。しかし、繰り返す場合や抗菌薬投与で改善しない場合は、他の原因もありえますので、主治医の先生に調べてもらう必要があります。

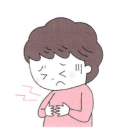

❻ 痔瘻

　潰瘍性大腸炎の手術後にも痔瘻ができることがあり、「肛門部への手術」で説明した方法で治療（p.69）しますが、複雑化して治りにくい状態になると一時的な人工肛門造設などが必要になることがあります。

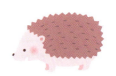

5　ストーマをつけた場合の生活

IBDの治療では、さまざまな状況で人工肛門（ストーマ）を造設します。

❶ストーマの種類

小腸ストーマは、小腸のうち空腸や回腸に作成するストーマです。便性は下痢便が多く、排出が多くなると脱水などに気をつける必要があります。また、口側に作成されるほど、水分・栄養吸収は不十分ですので水様便になり、静脈栄養によるサポートが必要になる時があります。

大腸ストーマは、大腸に作成されるストーマで、作成される位置により軟便から正常便になります。

双孔式ストーマは、孔が2つあり便が出てくる口側と、肛門側につながっています。単孔式ストーマは、口側のみとつながっている状態です。

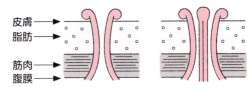

❷どんな時にストーマを造設するか

IBDの外科治療では、一時的ストーマ造設を行うことがほとんどです。しかし、病気の進行や合併症などでどうしようもない時は、一生おなかにストーマがある永久ストーマ造設をしなければならない時もあります。

潰瘍性大腸炎

【一時的ストーマ】
・三期的根治術の一期目や二期目の回腸ストーマ（→p.67）
・縫合不全や複雑痔瘻などの合併症が生じた時の、合併症治療のための回腸ストーマ

【永久ストーマ】
・回腸嚢温存不可能な場合の回腸嚢切除時の回腸ストーマ。肛門をなくしてしまう

クローン病

【一時的ストーマ】
・穿孔、内瘻・狭窄切除時、重症な直腸肛門病変などの時の小腸、または、大腸ストーマ（→p.68）

【永久ストーマ】
・根治困難な直腸肛門病変などの時の小腸、または、大腸ストーマ。肛門をなくしてしまう

❸ストーマ合併症

　ストーマの合併症にはさまざまな種類があり、パウチの貼り方や軟こう塗布などの保存的処置で対応可能な場合もあれば、手術が必要になる場合もあります。ストーマ自体のトラブルと、ストーマの周囲の皮膚や筋膜による狭窄とそれに伴う腸閉塞、傍ストーマヘルニア、びらん、潰瘍、皮膚の下の細菌感染（蜂窩織炎）などの合併症があります。

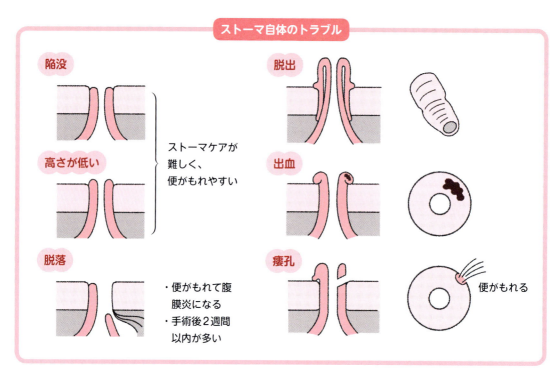

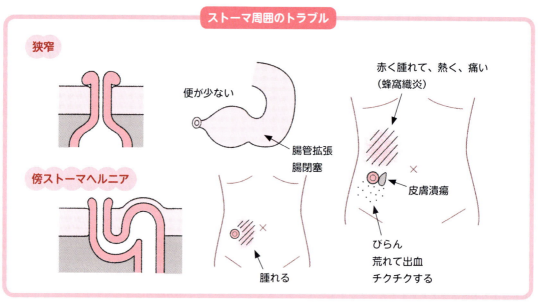

❹ストーマケアと生活

ストーマは右下腹部に造設されることが多いですが、手術を受ける前に、患者さんに立ってもらったり座ってもらったりして、最適な場所に看護師さんがマークをしておくことがあります。

ストーマには、パウチ（ストーマ袋）を貼り付けます。パウチは皮膚に貼り付ける面板がついていて、体温によってより接着しやすくなります。

パウチの交換は、コツをつかめば中学生以上の患者さん自身でも可能です。

交換の仕方や必要な物品に関しては、看護師さんから両親とともに指導があると思います。

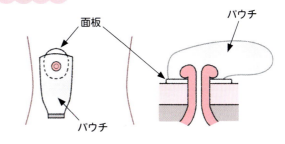

面板とパウチ

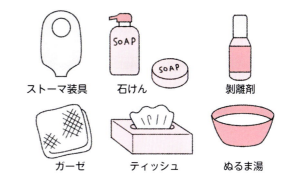

パウチ交換の必要物品

ストーマ装具／石けん／剥離剤／ガーゼ／ティッシュ／ぬるま湯

ストーマ・創傷・失禁ケアを専門的に行う皮膚・排泄ケア認定看護師が指導してくれる施設もあります。WOCナースとも呼ばれています（創傷：Wound、ストーマ：Ostomy、失禁：Continence）。入院中や外来通院時でも気軽に相談してください。

ストーマ自体は触ってもたたいてもまったく痛くありません。便やガスがパウチから外にもれることはほとんどなく臭いもわかりませんが、小さな音が出る時もあります。

　便のたまり具合は人によってちがうので、パウチがパンパンに膨れる前に、トイレに行ってパウチから便を出すことが必要です。

　日常の生活ではまったく制限はなく、走っても大丈夫、旅行も大丈夫、勉強も大丈夫です。

注意

　ストーマをつけていても運動できますが、鉄棒はパウチを巻き込んでしまう可能性があり注意してください。

　ストーマのことをよく知っている両親がそばにいれば、汗をたくさんかく運動や海川で遊ぶのは大丈夫です。

学校での激しい運動や水泳に関しては主治医の先生、看護師さん、学校の先生と相談してください。

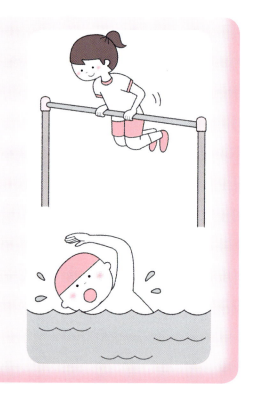

6章 入院から退院までの流れ

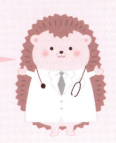

入院は「こわい」イメージがあるかもしれません。
でも、こわがらなくて大丈夫ですよ。
どんな時に入院が必要なのか？
入院中はどんなふうにすごすのか？
について説明します。

1 どんな時に入院するの？

炎症性腸疾患（IBD）はときどき病気の勢いが強くなることがあり、どうしても入院が必要になる場合があります。風邪を引いた時や、精神的・肉体的なストレスをきっかけに病気が悪くなることがあるのです。家で治療できるのか、入院しなければならないのかは、その時の体調や必要な治療によって変わります。強い腹痛や血便、便の回数が多い時には入院して治療を行います。入院しなくてはいけない人が必ず重症ということでもありません。治療によっては入院のほうが行いやすい場合もあるので、入院して行っています。

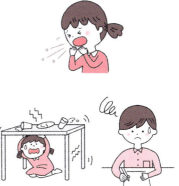

おなかが痛くなったり、下痢の回数が増えたり、便に混じる血の量が増えたりしたら、まずは主治医の先生と相談しましょう。

入院が必要な場合の目安

- 食事が食べられない時
- 体重が減ってしまった時
- 下痢・便の回数が多い時（とくに血便がはっきりある時）
- 発熱している時
- 腹痛で学校に行けない時
- 長時間の点滴など家では治療ができない時

入院適応って？

小児IBD治療において、絶対的な入院適応となるのは、腸管穿孔や中毒性巨大結腸症などの手術が必要な場合に限られます（→5章）。

しかし、小児の潰瘍性大腸炎では成人よりも広範囲で重症なことが多く、全身管理が必要な場合には入院が積極的に勧められます。クローン病に関しても、栄養療法や点滴による治療をしっかり行うために入院したほうがよい場合も多くあります。

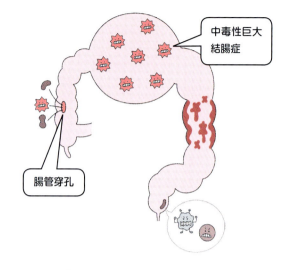

中毒性巨大結腸症

腸管穿孔

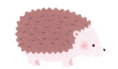

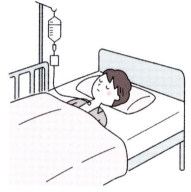

IBDは入院しても完全に治すことはできませんが、しっかり治療をして病気の勢いをいったんおさえ込むことが大事です。そのためには入院して治療や検査に専念することが必要な場合もあるので、主治医の先生とよく相談してください。

2 入院中はどんなふうにすごすの？

今まで入院したことがない人も多いでしょう。入院中は検査や治療に専念できますが、病院での生活は普段の家での生活とは異なり、不安やストレスがあるかもしれません。入院生活がどのようなものか、みてみましょう。

❶どんな場所？

入院すると、自分の部屋が決まり、ベッドを1つ使えます。自分用のテレビや冷蔵庫を用意してくれる病院も多いです。ほかの人と同じ部屋になることもあります。友だちになれれば、入院が楽しくなりますね。でも1人で過ごしたい時もあると思います。そんな時はカーテンを閉めてプライバシーを守ることもできます。

また、入院すると通院して治療をしていた時よりも多くの人がかかわります。医師、看護師、薬剤師、栄養士、保育士などなど、病院にはたくさんの職種の人がいて、みんなで協力して病気を治すためにがんばっています。

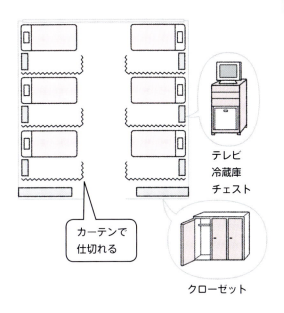

カーテンで仕切れる

テレビ
冷蔵庫
チェスト

クローゼット

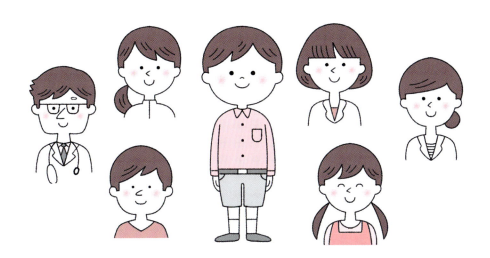

❷どんな生活？

▶規則正しい生活をしよう

食事が食べられる場合は、決まった時間に食事が配られます。消灯時間も決まっています。夜ふかしして生活のリズムがくずれてしまうと、体調にも病気にも影響します。規則正しい生活を心がけましょう。

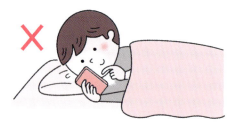

▶友だちをつくろう

院内にはいろいろな病気で入院しているこどもがいます。年齢もさまざまですが、自然と友だちになれるでしょう。一緒に話をしたり、病状がおちついていれば、まわりに迷惑にならないように、カードやゲームで遊んだりすることもできます。

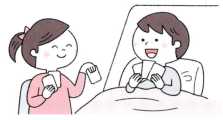

▶院内学級に入ろう

IBDの入院は長期になることが少なくありません。入院している間も勉強を遅らせることなくすむように、院内学級を利用しましょう。すべての病院で院内学級があるわけではありませんが、希望がある場合には主治医の先生と相談をしてみましょう。院内の教室でみんなで勉強することもできますし、体調が悪ければベッドサイドで先生と勉強することもできます。

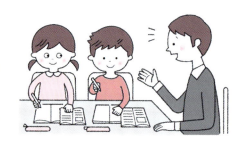

▶入院中の治療

通院しながらできる治療も多いですが、入院しなければできないこともあります。そのひとつは点滴での治療です。通院では毎日刺し直さなければなりませんが、入院していれば何回も刺さなくても治療ができます。

手術や血球成分除去療法（→p.35）は入院して行うことが多いです。術後は状態を見ながら食事を再開していきます。血球成分除去療法はIBDの治療のなかでは副作用の少ない治療ですが、太いカテーテルを必要とする治療です。首や腕から太いカテーテルを入れてもらって、治療を行います。

> 注射が嫌いな子も多いかもしれません。先生たちも好きではありません。
> でも、より元気にすごすために必要な、大切な治療のひとつです。早く病気を治して退院することを目指してがんばってください。

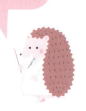

入院中の1日の流れや、検査がどのような予定で行われるかは、病院によっていろいろです。前の病院でやっていたことを、新しく移った病院ではやっていない、ということもよくあります。
入院中の生活の例として、大腸内視鏡検査の日の1日を見てみましょう。

▶大腸内視鏡検査の1日の流れ（静脈麻酔で行う場合）

7：30　起床

朝起きて、検温や薬の内服などはいつも通りあります。朝食は食べられません。薬は内視鏡の日は飲まなくてもよい場合がありますので、主治医の先生に確認してください。

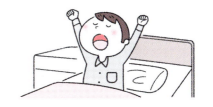

9：00　内視鏡の準備

大腸内視鏡を行うためには、腸をきれいにしておく必要があります。そのために、たくさんの下剤を飲んで便を腸の中から洗い出しておきます。点滴をしていない人は、朝から点滴をする場合もあります。

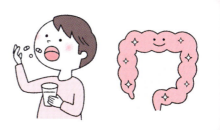

昼食も内視鏡の前はありません。便にかたまりがなくなってきたら検査がしやすくなってきています。

14：00　大腸内視鏡検査

いよいよ検査です。おしりに穴の開いた検査着に着替えて横になります。小児科の場合は、眠る薬を使って安全に検査を行えるようにしている病院がほとんどです。検査台の上で点滴から眠る薬を入れていきます。

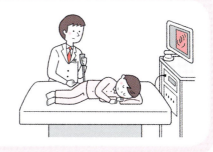

15:00　検査終了

　無事検査がおわりました。眠る薬の効果は薄くなっていますが、まだふらふらします。検査の日は夜まで注意しましょう。検査のために粘膜をつまんで一部をとってきています。出血が増えた場合は見てもらいましょう。

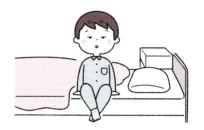

18:00　夕食

　ごはんが食べられる人は、夕ごはんからは普通に食べられることが多いです。

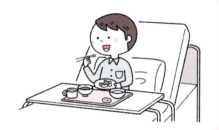

21:00　就寝

はじめての検査は緊張しますね。
下剤で腸の中をきれいにするのも、たいへんな思いをするかもしれません。
検査がおわったら、ゆっくりからだを休めてください。

3 退院にむけての準備

短くて1〜2週間、長くて2〜3カ月くらい入院して治療を受けると、ようやく退院ができそうな体調に戻ってきます。
退院するためにどのような準備が必要なのか？退院してからどのようなことをしなければならないか？をみてみましょう。

❶必要な薬はきちんと継続しよう

入院中に新しく始まった薬もあるでしょう。入院中は薬剤師さんが説明してくれたり、看護師さんが運んできてくれたりして忘れずに内服できます。でも、退院したら自分たちで管理しなければなりません。病気の勢いをおさえるのに必要な薬です。1週間分の薬を分けておいたり、カレンダーに書いたりなどの工夫をして飲み忘れがないようにしましょう。クローン病のこどもの多くはエレンタール®を必要とします。口から飲む、ゼリーにして食べる、鼻の管から入れるなど、いろいろな方法で投与しているでしょう。しっかり続けて、病気をおさえましょう。

退院して調子がよくなってくると薬を飲むのを忘れてしまう人がでてきます。IBDは必要な薬で勢いをおさえています。もらった薬はしっかり継続しましょう。

❷通院は継続しよう

調子がよかったり、忙しかったりして病院に通わなくなってしまう人がいます。調子がいくらよくても、薬の中止を決めるのは主治医です。勝手に中止してしまうと、せっかくよくなった病状が悪くなってしまうこともあります。いくら忙しくても健康以上に大切なものはありません。決められた通院日にはしっかり通いましょう。万が一、急に通えなくなったら、必ず電話で連絡して指示を受けましょう。

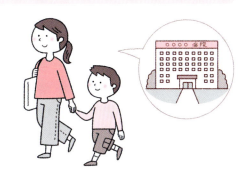

IBDは寛解を維持していくことが目標であって、治すことは難しい、一生つきあっていく病気です。今、日本では多くの人がIBDとつきあいながら生活をしています。悲観的にならずに病気と向き合い、みんなと協力しながら治療を続けてください。

❸学校に通おう

　もとの学校に戻る人が多いと思いますが、病気のことについて担任の先生には話しておいたほうがよいでしょう。トイレに行きやすい席を用意してもらったり、病院に通ったりするのに、先生の協力は必要なことが多いでしょう。薬も教室で飲みたくなければ保健室で飲めるようにしてもらいましょう。給食については、ほかの友達と同じ物を食べている子が多いかもしれませんが、病気のために別の食事を用意する必要がある人もいるでしょう。必要な場合には主治医の先生と学校と連絡を取り合って決めてもらいましょう。

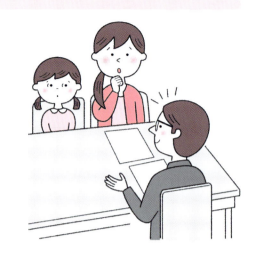

❹体力を戻そう

　ベッドに横になっている時間が長い入院生活で、体力は落ちてしまっていることが多いです。入院する前と同じように何でも自分でできるまでには時間がかかります。徐々にからだを慣れさせながらもとの生活に戻していきましょう。

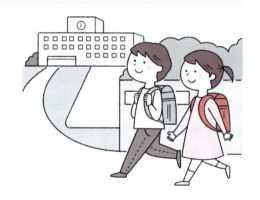

> もとの生活に戻って体力が回復すれば、今まで通りの生活を送ることができます。
> IBDという病気をもちながら、アメリカの大統領になったり、日本の総理大臣になったりした人もいます。
> 病気と上手につきあいながら自分の人生を楽しんでください。

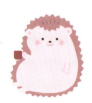

7章 病気とうまくつきあう生活

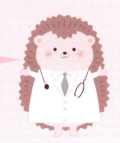

炎症性腸疾患（IBD）は風邪のように短期間で治ることはまれな病気なので、上手に病気とつきあいながら生活していくことが大切です。幼稚園や学校などに通って授業やクラブ活動などに参加し、将来の目標をもって勉学に励み、その子らしい道へ進学や就職ができるようにすることが、小児のIBD患者さんの治療の目標となります。

1 きちんと薬を飲むことが大切

3章の薬物療法でも説明したように、IBDの薬は毎日続けて飲む、あるいは定期的に点滴することで腸の炎症をおさえてくれています。そのため薬を飲むのを忘れたり、ついサボったりすると再発の危険性が高くなります。また、急にやめると危険な副作用が生じる薬もあります。しかし、実際に毎日朝・昼・夜と多くの薬を飲み続けるのは簡単なことではありませんね。薬の内服が抜けないようにするための工夫を、こどもと家族で一緒に考えてみましょう。

とにかく薬を飲むことを生活の一部に取り入れて習慣化することがポイントです。粉薬が苦手、あるいは錠剤が苦手な場合は主治医と相談してください。薬によっては剤形を変えたり、粒の大きさ（1錠あたりに含まれる薬の量）を変えたりすることができます。

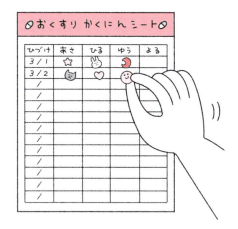

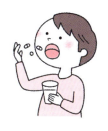

薬を正しく飲む工夫の例

- 前の日に、翌日飲む薬をこどもと一緒に確認して、朝・昼・夜の入れ物に入れておく
- スマートフォンのタイマー機能を利用して、薬を飲む時間を忘れないようにする
- 小さいこどもの場合は、飲んだらごほうびシールをカレンダーに貼り、ある程度の数が集まったら何かごほうびを与える
- 小学校高学年や中学生くらいになったら、できるだけ本人に薬の管理を行わせて、飲めているか見守りを続ける

大規模な災害がおきたり、急な都合で病院を受診できなくなったりすることもあり得るので、薬は次の外来までの日数分よりも1週間から10日程度多めにもらっておくようにしてください。予備の薬は非常用の持ち出し袋に入れたり、通学カバンなどに入れたりしておくとよいでしょう。

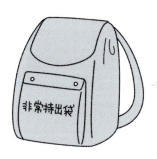
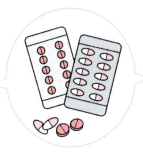
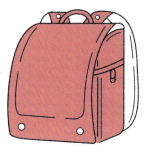

2 大切な定期受診

　体調がよくても、必ず病院で定期的に検査や診察を受けてください。定期的に診てもらっておくと、再発に早めに気付くことができたり、症状に合わせて薬を調節してもらうことができたりします。受診した際には主治医に普段の体調・便の回数・便の性状・血液が混じっているかどうかなどを伝えるとともに、病気や治療のことなど疑問や不安があれば納得できるまで相談してください。聞き忘れたり言い忘れたりしないように、事前にメモを用意しておいてもよいでしょう。

　退院後や体調が悪い時は月に2～3回の受診になることもありますが、おちついてくると2～3カ月に1回程度の受診でよくなることが多いので、あせらずに通院しましょう。

便は1日2回くらい、少しやわらかいことも多いです。
血は混じっていません。
たまにおなかが少し痛いこともあるけれど、何かができなくて困ったことはないです。

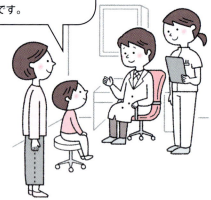

進級に必要な出席日数が足りなくなる可能性がある場合は、早めに主治医に伝えてください。病気の治療が最優先ですが、できる範囲で受診日や検査の時期を調整してもらえないか、相談しましょう。

3 日常生活で気をつけたいこと

　IBDの患者さんに限りませんが、規則正しい生活を心がけましょう。そうすることで、薬の飲み忘れもしにくくなります。便の回数が多い場合はおなかを冷やすと悪くなることが多いので、寒い季節は腹巻きを使うのもよい方法です。

　食生活の注意については、4章を見てください。

　免疫力をおさえる薬（特にステロイド剤）を多めに飲んでいる場合は、感染症にかかると重症になることもあるので、予防しましょう。人混みへの外出も控えるようにしてください。一方でステロイドが少量になったり、中止できた場合は、健康なこどもと抵抗力は変わらなくなるので、過剰に心配する必要はありません。

　風邪などのよくある病気については、近くのかかりつけの先生に診てもらっても問題はありません。風邪やアトピー、花粉症などの病気に対して処方される薬のうち、IBDの薬と一緒に飲んではいけない薬というのはほとんどありませんが、心配な場合は主治医に相談しましょう。予防接種については、免疫調整薬を飲んでいる場合は打てないことが多いので、主治医に確認してください。

　旅行については、体調が安定していれば問題ありませんが、食事面の配慮が必要な場合は宿泊先と事前に相談をしておくと安心です。海外旅行についても同様ですが、事前に主治医に持参薬の内容も含めた英文の紹介状を用意してもらう必要があります。また、もともとかかっている病気が海外で悪くなった場合には、通常の旅行保険では医療費が補償されない可能性があるため、長期間の旅行に際しては注意が必要です。

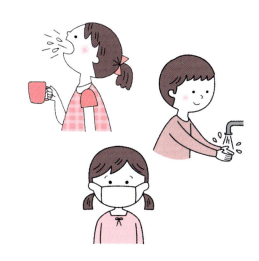

感染症予防のために、マスクをしたり、手洗いやうがいをこまめにしたりしましょう。

注意 ⚠️

　病状が安定していれば、習い事や塾についても特に制限はありませんが、スイミングについてはおなかが冷えたり、急にトイレに行きたくなった時に困ったりする可能性があります。お子さんの状態に合わせて無理のない範囲にしてください。

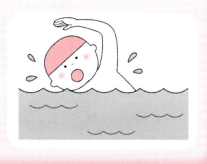

4　学校生活で気をつけたいこと

退院したばかりで、まだ体調が不安定な時期や、ステロイドの内服量が多い時期には登校を控えましょう。退院後の生活にある程度慣れ、ステロイドの量も減って主治医から許可が出たら、試験登校や登園を始めます。安定してきたらみんなと同じように学校や園ですごすことができるようになるでしょう。

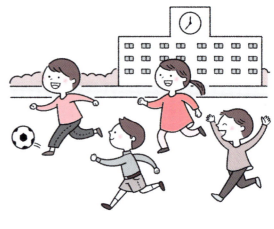

給食の内容については、事前に確認してください。食べるのを避けたほうがよいメニューの場合は、副食を持参するか食べられるものだけ選んで食べるようにこどもと打ち合わせをしておくなどの対策が必要です（→p.52）。エレンタール®を昼も飲んでいる場合は、水筒に入れて持っていったり、保健室で飲ませてもらったりしてください。

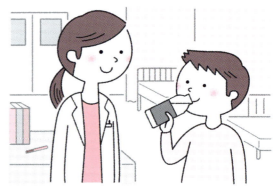

体調がよければ、体育やクラブ活動についても基本的には制限はありません。

もしトイレに頻繁に行く必要がある場合は、教室の後ろのほうの廊下に近い席にしてもらい、黙って手を挙げるだけでトイレに行ってよいルールにしておいてもらうなど、担任の先生と対応を相談するとよいでしょう。

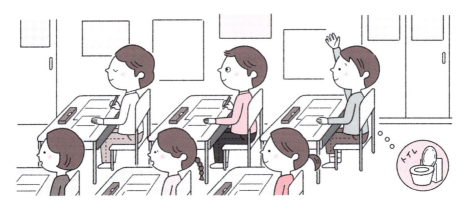

もし入院が長引いたら？

　院内学級のある病院では小学校・中学校の義務教育については体調をみながら授業を受けることができ、正式な出席日数としてカウントされます。しかし、高校生については出張授業などの対応はほとんど行われておらず、場合によっては進級が難しくなることもあります。日本では通常と異なる道を歩むことに対する偏見がまだまだ強いため、進級できないと本人も家族もとても不安になってしまうことが多いと思います。しかし、長い人生の一時期に少し回り道をすることになったとしても、病気さえおちつけば、また新たな道を歩んでいくことができるはずです。同じ病気を持ちながら、進学したり就職したりしてがんばっている先輩もたくさんいます。

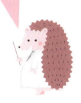

IBDのこどもの患者会に参加すれば、多くの患者さんや家族と直接会って話をすることができます（→p.95）。
機会があればぜひ参加してみてください。

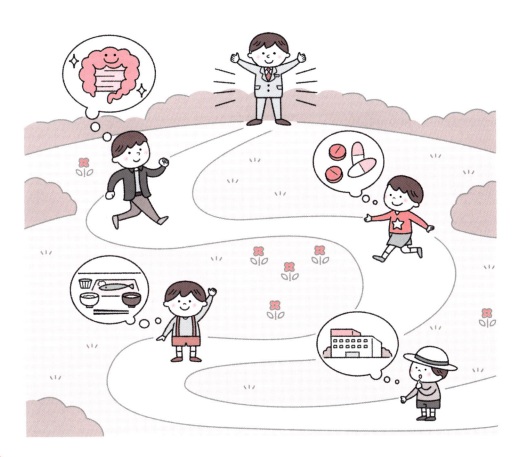

5 保護者が心がけたいこと

❶病気を理解して向き合おう

　お子さんがIBDと診断されて、本当に驚かれたことと思います。腸の病気だけに、今までの食事が悪かったのではないかと悩まれる家族もたくさんいますが、IBDの原因についてはまだまだわかっていないことが多く、食事も無関係とは言えませんが、おもな原因というわけではありません。幸いさまざまな治療法も進んできており、早期に診断して適切な管理を続けることで、大部分の患者さんはほかのこどもと変わらない元気な生活を送ることができるようになっています。まず家族が病気を理解し、受け入れ、前向きな気持ちになることによって、こどもたちも安心して病気と向き合うことができるようになります。

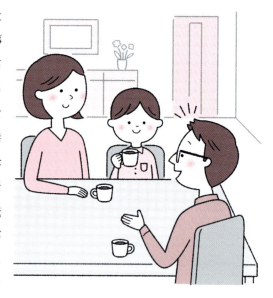

❷特別あつかいばかりはしない

　薬をきちんと飲み続けなければいけなかったり、食事に制約があったりするのは事実ですが、「この子はIBDという病気があるから…」と考えて、むやみに生活を制限することはよくありません。病状が許す範囲で、できるだけほかの子と同じように遊んだり、学んだり、運動したりさせてください。また、「あなたは病気があるのだから、ほかの子より勉強してよい高校や大学に行かないとダメ」というような考え方もよくありません。要するに、病気を理由にこどもの人生をおさえつけたり、追いつめたりすることはしないように気をつけることが大切なのです。そのような保護者の行動は、ときには病気そのものよりもこどもにとって負担になることがあるからです。

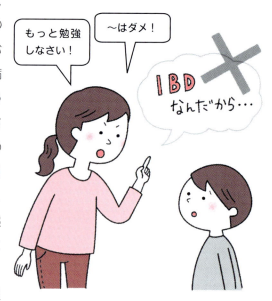

❸こども自身にもきちんと理解させよう

　IBDに限りませんが、こどものうちに慢性疾患になってしまうと、治療を受けるのはこどもなのに、その判断や管理は保護者が行う必要があります。医師も本人よりも保護者に説明して治療方針を決めるわけですが、そのような状態が長く続くうちに、少しずつこどもは成長し、いずれ思春期、青年期を経て成人になっていきます。こどもの病気を思うあまり、つい過保護になりがちですが、主人公はこども自身です。成長に合わせて折々に病気のことをきちんと説明し、理解させることが重要です。一般的には10歳前後になると、なぜ自分は病院に通う必要があるのか、いったい自分はどのような病気なのか、などについて疑問をもち、ある程度難しい話も理解できるようになってきます。様子をみながら薬の管理も少しずつ本人にさせるようにしましょう。中学生くらいになったら、医師の診察の際にもできるだけこども自身が体調のことや、薬のことなどを話すようにしてください。基本的に高校生以上になれば、普段は本人だけでの診療ができるはずです。食事の制約がある場合は、一緒に買い物に行ったり、料理を作ったりしながら、徐々に自分に合った食材や料理を覚えさせるようにしましょう。このようにして、自分自身で病気を管理する力を身につけさせることが、こどもたちの自立・自律につながります。

自分で病気を管理する力

- 自分の病名が言える
- 今まで受けた治療の経過をだいたい説明できる
- 現在飲んでいる薬の名前や効果を言える
- 自分の体調を把握し、調子が悪い時は伝えることができる
- 一人で医師の診察を受けて内容を理解できる
- 自分に合った食材を選び、料理することができる

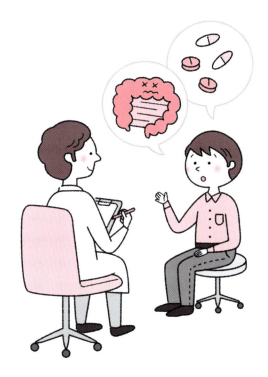

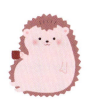

自分自身で病気を管理する力をつけましょう。

IBDは妊娠・出産に影響するの？

　潰瘍性大腸炎・クローン病とも、小児期・思春期の若い世代から発病するため、患者さんが近い将来普通に妊娠・出産ができるかは大変重要な問題であり、若い患者さんを対象とした妊娠・出産に関する指導・サポートは重要です。

　まず現在では、IBD合併だけでは妊娠や出産に関するリスクにはとくに問題はなく、病気が寛解しており、治療に対する十分な理解があれば、多くの患者さんが普通に出産できると考えられています。たとえ原病の手術後であっても妊娠・出産は可能です。ただし、妊娠期間中は寛解状態を維持すること、良い栄養状態を保つことが望まれます。なお潰瘍性大腸炎の不妊率は健常者と同じレベルですが、クローン病の不妊率は少し高いとされています。近年の治療の急速な進歩によって、多くのIBD患者さんが長期間寛解した状態を保つことができるようになり、妊娠・出産についても健常人と同じように期待することができます。

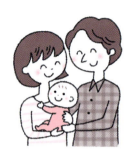

主治医とも相談して、妊娠・出産についてよく考えてくださいね。

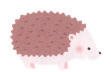

8章 助成制度・支援

潰瘍性大腸炎とクローン病の患者さんをサポートするために、さまざまな助成制度・支援があります。

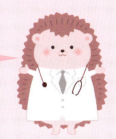

1 特定医療費（指定難病）の支給申請

潰瘍性大腸炎あるいはクローン病は、「難病の患者に対する医療等の法律」における指定難病に定められています。そのため、住所地を管轄する最寄りの保健所にて所定の手続きを行い認定されると、指定医療機関における医療費自己負担分（保険診療）の一部が国や都道府県から助成されます。指定難病とは、原因不明で、治療法が確立していない、また希少疾病で長期療養を必要とする疾患のうち、症例が少なく客観的な診断基準が確立しているもので、2017年4月現在、330疾患が「指定難病」として定められています。

❶新規申請手続き

医師から診断を受けたら、申請の手続きをします。保健所に行き、新規申請書類を受け取り、病院に提出します。ほとんどの病院では、事務・医療支援の部署で手続きの説明を受けることができ、また病院によっては書類が準備されています。医師に診断書（臨床調査個人票）と必要な書類に記入してもらい、保健所に提出・申請します。認定されると、自己負担限度額（患者さんの世帯の所得に応じて設定）や有効期間などが明記された「特定医療費（指定難病）受給者証」が交付されます。「重症患者」に認定される（重症認定基準が別にあります）と、自己負担分全額が助成されます。

申請手続き 申請から交付まで約1〜3カ月

- 申請書
- 指定医が作成した臨床調査個人票（診断書）
- 住民票
- 支給認定世帯の所得を確認できる書類
- 保険証など

上記申請に必要な書類を最寄りの保健所に提出し、「特定医療費（指定難病）受給者証」交付の申請手続きを行う。

受理、審査、認定されたのち、受給資格が得られる（「特定医療費（指定難病）受給者証」が交付される）。医療費の自己負担への助成は、申請書が受理された日からとなる。

❷継続申請

特定医療費（指定難病）受給者証の有効期限は原則として1年間以内であり、継続申請が必要です。毎年有効期限前になると継続の案内が送られてきます。治療により、症状が軽快し、右の3つの条件を1年以上満たし、軽快者と認定された場合、「特定疾患登録者証」が発行され、医療費自己負担助成は中断されます。ただし、病状が悪化した場合、医師が悪化を確認した日から1カ月以内に申請を行えば、再び助成を受けることができます。

> **症状軽快の条件**
> ①疾患特異的治療が必要ない
> ②臨床所見が認定基準を満たさず、著しい制限を受けることがなく、就労などの日常生活を営むことが可能である
> ③治療を必要とする臓器合併症がない

❸医療費の自己負担

患者さんの支給認定世帯の収入に応じて、1カ月あたりの医療費の自己負担上限度が設定されています。申請が受理された日から「特定医療費（指定難病）受給者証」を受け取るまでにかかった限度額を超える医療費自己負担分（保険診療内に限る）については、立て替え払いとなります。

> 立て替え払いは、後で保健所にて手続きすることにより払い戻しが受けられますので、領収書等は大切に保管しておいてください。

2　患者会やネットワーク

❶こどもの支援の必要性

潰瘍性大腸炎やクローン病のこどもは、食事を制限する時期があったり、多くの薬を飲み続ける必要があったり、通院もしなければならないなどと、本人と家族に何かと負担がかかります。また、10歳代からIBDの患者さんが増え始めますが、この年代は思春期を経験しながら成長する時期であり、健康なこどもでも精神的に難しい時期です。加えて進学や就職などの社会に出ていくための大きな分岐点が続き、精神的なストレスが強い時期でもあります。この時期には、患者会や各地で開かれる相談会や勉強会に参加することによって、自分の病気をよく理解したり、先輩患者からのいろいろな助言を参考にするとよいでしょう。

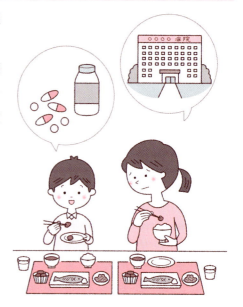

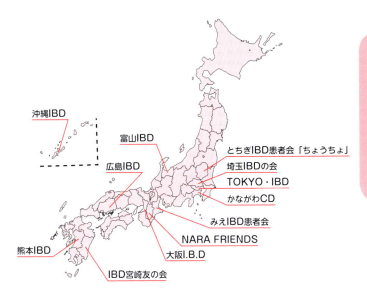

成人の患者会は全国的にはいくつかあり、各医療施設の患者会、地域の患者さんが中心の友の会などもあります。
成人の患者さんはこのような会に参加し、患者さん同士あるいは医療関係者との交流によって、病気に対する不安や悩みについて支援を得ることができます。

❷患者さんや家族の交流と支援

　成人に比べるとこどもの患者さんはかなり少ないため、患者さんや家族が集まって交流するような集まりはほとんどありません。2008年から大阪では「IBDの子どもと歩む会」が毎年開催されており、医療従事者が治療や食事に関する最新の情報を紹介する活動とあわせて、患者さんとその家族が集まって、悩みを相談したり、励まし合ったりできる「交流の場」を提供しています。とくに患者さんと家族をグループに分けること、十分な時間をとることで、それぞれのグループの交流が活発に行われるように配慮されています。

【参考】NPO法人IBDネットワーク　http://www.ibdnetwork.org/ibdnetwork.html
　　　　IBDの子どもと歩む会　http://www.geocities.jp/ibd_children/

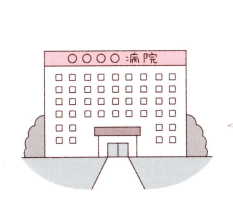
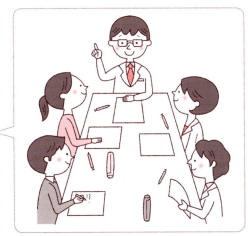

「IBDの子どもと歩む会」では、医師、栄養士、心理士にその場で気軽に悩み事を相談しやすいように、ゆとりのある会議室を使用しています。

さくいん

数字・英文

5-アミノサリチル酸…32
GCAP…35
J型回腸嚢…65
J型回腸嚢肛門管吻合…65
J型回腸嚢肛門吻合…65
LCAP…35
n-3系多価不飽和脂肪酸…40, 43
n-6系多価不飽和脂肪酸…40, 43
WOCナース…75

あ行

α-リノレン酸…41
胃…6
胃カメラ…21
一時的ストーマ…73
一価不飽和脂肪酸…40, 43
一期的根治術…66
イムラン®…34
医療費の自己負担…94
陰窩膿瘍…22
咽頭…6
院内学級…80
永久ストーマ…73
栄養・食事療法の目的…38
栄養療法…27, 38
えごま油…44
エレンタール®…49
炎症性腸疾患の脂肪の摂取…41
おやつ…53

か行

外食…54
回腸…55
回腸嚢炎…72
潰瘍…74
潰瘍性大腸炎…7
　──の患者数…8
　──の経過…8
　──の手術…65
　──の手術適応…56
　──の症状…9
　──の組織…22
外瘻…11, 59
家系内発病…10, 14
画像検査…20
学校…84
学校給食…51
学校生活…88
合併症…71
顆粒球…35
顆粒球除去療法…35
寛解…8, 30
寛解維持治療…31
寛解導入治療…31
患者会…94
関節炎…11
関節痛…11
肝臓…6
陥没…74
気管チューブ…63
吸収…6
仰臥位…64
狭窄…11, 21, 24, 58, 74
　──に対する手術…68
空腸…55
薬…83, 85
　──による治療…28
クローン病…11
　──の合併症…11
　──の患者数…12
　──の手術…68
　──の手術適応…58
　──の症状…11
　──の性別…12
　──の組織…23
　──の発症年齢…12
　──の分類…13
軽症…8
継続申請…94
経鼻胃管…63
経鼻チューブ…27
劇症…8
血圧計…63
血液検査…20
血球成分除去療法…29, 35
結節性紅斑…11
結腸…55
血便…9, 11, 15
下痢…9, 11, 15
抗TNFα抗体製剤…33
虹彩炎…11
高度異形成…56
硬膜外カテーテル…63
硬膜外麻酔…62
肛門…6, 55
肛門管…55
肛門部への手術…69
心のケア…29
骨年齢…16
骨盤内膿瘍…72

さ行

砕石位…64
再燃…8, 30
魚…44
左側大腸炎型…7
サラゾピリン®…32
三期的根治術…67
シートン法…69
支援…93
敷石像…21
シクロスポリン…34
刺激の調節…46
脂質…40
しそ油…44
脂肪…40
脂肪酸…40
脂肪の多い食事…48
脂肪の摂り方…40

脂肪の分類とバランス…40
重症…8
重症度…10, 14
縦走潰瘍…21
手術後の管理…69
手術後の生活…70
手術による治療…29
手術療法…55
出血…74
出産…92
消化…6
消化管…6
消化管造影検査…24
消化器…6
消化器内視鏡検査…21
小腸…6, 55
小腸型…13
小腸カプセル内視鏡検査…25
小腸大腸型…13
小腸の内視鏡検査…25
上部消化管内視鏡検査…21
食事に含まれる脂肪…42
食事による治療…27
食事療法…27, 38
食道…6
食物繊維のはたらき…46
助成制度…93
痔瘻…11, 72
新規申請手続き…93
人工肛門…73
人工肛門造設…68
人工呼吸管理…62
心電図…63
膵炎…34
膵臓…6
水溶性繊維…47
ストーマ…73
ストーマ合併症…74
ストーマ造設…68
ストーマの種類…73

成長曲線…17
成長障害…9, 11, 14, 15, 32
成分栄養剤…27, 49
絶対適応…55
穿孔…11, 56
前処置…24
全身麻酔…62
全大腸炎型…7
善玉菌…46
造影剤…24
創感染…71
相対適応…55

た行

退院…83
体重減少…15
大腸…6, 55
大腸型…13
大腸カメラ…21
大腸がん…10, 56
大腸内視鏡検査…21, 81
大量出血…56
体力…84
多価不飽和脂肪酸…40
タクロリムス…33
脱出…74
脱落…74
単球…35
短鎖脂肪酸…40
炭水化物…50
胆嚢…6
たんぱく質…49
中鎖脂肪酸…40
中心静脈カテーテル…63
注腸造影…24
中等症…8
中毒性巨大結腸症…56
超音波検査…20
腸管穿孔…68
腸管腸管瘻…58

腸管内食事抗原除去…39
腸管膀胱瘻…58
長鎖脂肪酸…40
腸内細菌…46
腸閉塞…72, 74
腸閉塞による腸管の拡張…58
調理済食品…54
直腸…55
直腸炎型…7
通院…83
定期受診…86
適応…55
点滴…63
動脈圧ライン…63
特定疾患の申請…93

な行

内瘻…11, 58
なたね油…44
生ワクチン…37
二期的根治術…66
ニキビ…32
日常生活…29, 87
入院…77
入院中の治療…80
入院適応…78
乳酸菌…48
乳糖不耐症…48
乳糖分解酵素…48
尿道カテーテル…63
妊娠…92
粘膜…7
膿瘍…58

は行

排泄…6
パウチ…75
白血球…35
白血球除去療法…35
発熱…9, 11, 15

パルスオキシメータ…63
バルン内視鏡検査…25
非乾酪性類上皮性肉芽腫…23
ビタミン…50
必須脂肪酸…40
皮膚・排泄ケア認定看護師…75
皮膚症状…11
ヒュミラ®…33
病変範囲…10
病変部位…14
病理所見…22
病理標本…22
びらん…74
貧血…9
部位…10
腹腔内膿瘍…72
副腎皮質ステロイド…32
腹痛…9, 11, 15
不飽和脂肪酸…40
不溶性繊維…47
プレドニゾロン®…32
プロバイオティクス…48
ペンタサ®…32
暴飲暴食…48
蜂窩織炎…74
縫合不全…71
傍ストーマヘルニア…74
飽和脂肪酸…40, 43
保護者が心がけたいこと…90

ま行

末梢ライン…63
ミネラル…50
ムーンフェイス…32
面板…75
免疫異常是正…39
免疫調節薬…34
免疫抑制にともなう副作用…36
モニター…63
問診…15

や行・ら行・わ行

薬物療法…31
予防接種…37
ラクターゼ…48
リノール酸…41
レミケード®…33
ロイケリン®…34
瘻孔…11, 21, 24, 74
和食…44

編集・執筆者一覧

編 集

田尻 仁 たじり ひとし ｜ 大阪急性期・総合医療センター 臨床研究支援センター センター長

執 筆

田尻 仁　1章・8章・p.92

山田寛之 やまだ ひろゆき ｜ JCHO大阪病院小児科医長　2章

虫明聡太郎 むしあけ そうたろう ｜ 近畿大学医学部奈良病院小児科教授　3章

西本裕紀子 にしもと ゆきこ ｜ 大阪母子医療センター栄養管理室副室長　4章

内田恵一 うちだ けいいち ｜ 三重大学医学部附属病院小児外科科長・病院教授　5章

関根和彦 せきね かずひこ ｜ 群馬大学医学部附属病院小児科　6章

惠谷ゆり えたに ゆり ｜ 大阪母子医療センター消化器・内分泌科主任部長　7章

■編著者紹介

田尻　仁 (たじり ひとし)
大阪急性期・総合医療センター 臨床研究支援センター センター長

【専門】
小児消化器病、小児肝臓病、小児内分泌学

【略歴】
1977年3月	大阪大学医学部医学科卒業
1977年7月	医員（研修医）（大阪大学医学部附属病院）
1978年3月	日本生命済生会附属日生病院小児科勤務
1980年11月	医員（大阪大学医学部附属病院）
1982年11月	New York州立Bufallo小児病院 research fellow
1985年11月	大阪大学医学部・助手
1995年9月	大阪大学医学部・講師
1999年4月	大阪大学大学院医学系研究科・助教授
2002年2月	大阪府立急性期・総合医療センター小児科・主任部長
2017年4月	大阪急性期・総合医療センター　臨床研究支援センター センター長、

現在に至る。

【所属学会】
日本小児栄養消化器肝臓学会、日本小児内分泌学会、日本消化器病学会、日本肝臓学会、日本消化管学会

【学会役員など】
日本小児栄養消化器肝臓学会・運営委員、日本肝臓学会・西部会評議員、日本小児肝臓研究会・運営委員長、日本小児IBD研究会・代表幹事、大阪小児科医会・会長

【学位・資格など】
小児科専門医、日本消化管学会・胃腸科認定医、日本肝臓学会・専門医

患者説明にそのまま使える／不安なパパ・ママにイラストでやさしく解説
こどもの潰瘍性大腸炎・クローン病と治療
―炎症性腸疾患（IBD）のことがよくわかる

2017年9月10日発行　第1版第1刷

編　著　田尻　仁
発行者　長谷川　素美
発行所　株式会社メディカ出版
　　　　〒532-8588
　　　　大阪市淀川区宮原3-4-30
　　　　ニッセイ新大阪ビル16F
　　　　http://www.medica.co.jp/
編集担当　鈴木陽子
装　　幀　森本良成
イラスト　川添むつみ
印刷・製本　株式会社廣済堂

© Hitoshi TAJIRI, 2017

本書の複製権・翻訳権・翻案権・上映権・譲渡権・公衆送信権（送信可能化権を含む）は、（株）メディカ出版が保有します。

ISBN978-4-8404-6188-7　　　　　　　　　　　　　　Printed and bound in Japan

当社出版物に関する各種お問い合わせ先（受付時間：平日9:00～17:00）
●編集内容については、編集局 06-6398-5048
●ご注文・不良品（乱丁・落丁）については、お客様センター 0120-276-591
●付属のCD-ROM、DVD、ダウンロードの動作不具合などについては、デジタル助っ人サービス 0120-276-592